JN310144

エビデンスからみた
森林浴の
ストレス低減効果と
今後の展開
― 心身健康科学の視点から ―

監修 | **筒井末春** 東邦大学名誉教授
人間総合科学大学名誉教授

著 | **高山範理** 森林総合研究所

編集協力 | **香川隆英** 森林総合研究所

株式会社 新興医学出版社

Stress reduction effects and future issues of the forest bathing judging from scientific evidence

© First edition, 2012 published by
SHINKOH IGAKU SHUPPAN CO., LTD TOKYO.
Printed & bound in Japan

序　文

　人類をはじめ多くの生物は地球の覆う森林に包まれて育まれてきた。2011年は国連の定めた国際森林年であることは余り知られていない。日本の国土の約7割は森林が占めるが、この森林を有効に利用する1つのツールとして森林浴を挙げることができよう。
　森林浴や森林療法は代替医療の1つとしても知られている。
　ITの発達のもたらす24時間社会で、ストレス性健康障害に陥る人々も企業のなかで問題視され、メンタルヘルスの重要性が指摘されている今日、心身のリラックスやリフレッシュに役立つ1つの手段として、森林浴の意義は決して少なくない。
　本書〔エビデンスからみた森林浴のストレス低減効果と今後の展開〕は、森林総合研究所環境計画研究室長である香川隆英先生の編集のもと、同研究室の主任研究員である高山範理博士による森林浴に関する現時点におけるエビデンスに基づいた最新の研究成果を含め、本邦での歴史、経緯、その活用や今後の方向性にも言及した内容で構成され、かつ内外の文献も網羅されていて森林浴に関するタイムリーでかつサイエンティフィックな学術書として位置づけされてよい。
　高山博士は、人間総合科学大学（学長　久住眞理）大学院研究科博士後期課程心身健康科学専攻で博士号を授与されているが、その研究論文のタイトルは「森林浴の森林的効果と個人特性の解明に関する研究―神経症傾向に配慮した癒し効果の高い森林浴プログラムおよび森林環境の提案―」であり、小生はその際に3年間にわたり指導教員として研究をサポートしたこともあって、今回、監修者として名を連ねることになった次第である。
　本書によって、心身両面からの森林浴の効果の科学的実証がさらにすすみ、森林浴に興味を持つ医療従事者や一般読者はもちろんのこと、その関心が深まることで健康科学、心身医学、リハビリの領域においても新たな展開がなされることを願って止まない。

東邦大学名誉教授
人間総合科学大学名誉教授　　　筒井　末春

目 次

第Ⅰ部 森林浴のもたらす心理的なストレス低減効果

第❶章 なぜいま森林浴なのか？ ── 2
- A 森林浴とは？ ── 2
- B 社会・経済的な要請 ── 3
  1. 国民医療費の慢性的上昇 ── 3
  2. 高齢者人口の増加 ── 5
  3. 地域の疲弊 ── 6
  4. 税収の長期的下落 ── 7
- C 森林の管理に係る問題 ── 9
  1. 長期材価の低迷 ── 10
  2. 不足および高齢化する林業従事者 ── 10
  3. 荒廃する山村 ── 13
  4. 森林の多面的機能の発揮とその効能 ── 14
  5. 地域活性化の資源としての森林浴 ── 15
- D 補完・代替療法としての森林浴 ── 17

第❷章 過去のエビデンスからみた森林浴のストレス低減効果 ── 19
- A 海外の研究成果 ── 19
- B 国内の研究成果 ── 19
  1. 生理・医学的アプローチによる身体的効果の研究成果 ── 19
  2. 心理的アプローチによる心理的効果の研究成果 ── 21
  3. 残された課題 ── 22
  4. 森林浴と心身相関 ── 23

第❸章 オンサイト実験における森林浴のストレス低減効果 ── 24
- A 調査概要 ── 24
  1. 調査対象者 ── 24
  2. 調査対象地 ── 24

         3. 調査スケジュール 25
    B　心理的効果の測定 25
         1. ストレス低減効果（POMS） 25
         2. 森林環境の印象評価（SD 法） 26
         3. 森林浴後の感想（感想アンケート） 27
    C　個人特性の測定 28
         1. 知識・経験（プロフィールアンケート） 28
         2. 性格特性（Neo-FFI；Neo Five Factor Inventory） 29
         3. 自己効力感（GSES；General Self-Efficacy Scale） 30
         4. 価値観・関心（TBS-test；Thompson and Barton Scale-test） . 30

第❹章　森林浴のストレス低減効果の検証 ─────────────── 32
    A　森林の物理環境要因 32
    B　調査地の印象評価（森林環境—都市環境） 33
    C　ストレス低減効果（森林環境—都市環境） 37
         1. 歩行活動前後 37
         2. 座観活動前後 38
    D　ストレス低減効果（森林浴前—森林浴後） 38
         1. 歩行活動前後 39
         2. 座観活動前後 39
    まとめ 40

第Ⅱ部　心理的ストレス低減効果の個人差

第❶章　森林環境の印象評価の個人差と個人特性 ────────── 42
    A　印象評価と個人特性 42
    B　調査方法 43
         1. 実験の概要 43
         2. 個人特性についての考え方 43
    C　分析方法 44
    D　分析の結果と考察 48
         1. 森林環境の印象評価と個人特性 48
         2. 森林環境の印象評価と性格特性 49
         3. 森林環境の印象評価と自己効力感 51
         4. 森林環境の印象評価と価値観・関心 51
    まとめ 52

第❷章　森林浴のストレス低減効果の個人差と個人特性 ―― 54
- A　ストレス低減効果に個人差をもたらす要因とは？ …… 54
- B　実験の概要 …… 54
- C　調査方法 …… 54
  1. 個人特性を調べる調査票 …… 54
  2. 森林浴の心理的効果を調べる調査票 …… 54
- D　分析方法 …… 55
- E　ストレス低減効果と個人特性との関係 …… 55
  1. ストレス低減効果と知識・経験等 …… 55
  2. ストレス低減効果と性格特性 …… 57
  3. ストレス低減効果と自己効力感 …… 59
  4. ストレス低減効果と価値観・関心 …… 59
- F　ストレス低減効果と森林浴中の活動の関係 …… 60
  1. ストレス低減効果と歩行活動 …… 60
  2. ストレス低減効果と座観活動 …… 61
- まとめ …… 61

第❸章　神経症傾向と森林浴のストレス低減効果との関係 ―― 63
- A　健常者の神経症傾向について …… 63
- B　調査・分析方法 …… 63
  1. 実験の概要 …… 63
  2. 調査票 …… 63
- C　神経症傾向による被験者の分類 …… 64
  1. 被験者の分類方法 …… 64
  2. 被験者の分類結果 …… 65
- D　分析結果 …… 65
  1. 『神経症傾向』が森林浴以前の気分の状態に与える影響 …… 65
  2. 『神経症傾向』が森林環境の印象評価に与える影響 …… 66
  3. 『神経症傾向』がストレス低減効果に与える影響 …… 66
  4. 『神経症傾向』が森林浴の体験後の感想に与える影響 …… 66
- E　森林浴前から森林浴後の感想までの関連性 …… 67
  1. 『神経症傾向』と森林環境の印象評価および最終的な感想 …… 67
  2. 『神経症傾向』と森林浴の心理的効果および心身相関の関連性 …… 70
  3. 印象評価・森林浴のストレス低減効果・感想の関連性 …… 71
- まとめ …… 72

第❹章　個人差に配慮したプログラム・森林環境整備方策の展開 ―― 73
- A　より実践的な管理へ …… 73
- B　神経症傾向の高い利用者に効果的なプログラムおよび森林環境整備方策 …… 74
- C　整理方法 …… 74

- D　プログラム ……………………………………………………… 74
  - 1. When（いつ） …………………………………………………… 74
  - 2. Where（どこで） ……………………………………………… 74
  - 3. With whom（だれと） ………………………………………… 75
  - 4. Who（だれを） ………………………………………………… 75
  - 5. What（なにを） ………………………………………………… 75
  - 6. Why（なぜ） …………………………………………………… 76
  - 7. How（どのように） …………………………………………… 76
- E　森林環境整備方策 ……………………………………………… 79
  - 1. When（いつ） …………………………………………………… 79
  - 2. Where（どこで） ……………………………………………… 79
  - 3. With whom（だれと） ………………………………………… 80
  - 4. Who（だれを） ………………………………………………… 82
  - 5. What（なにを） ………………………………………………… 82
  - 6. Why（なぜ） …………………………………………………… 82
  - 7. How（どのように） …………………………………………… 84
- まとめ ……………………………………………………………… 86

文　献 ………………………………………………………………… 89
索　引 ………………………………………………………………… 95

第Ⅰ部

森林浴のもたらす心理的なストレス低減効果

第1章 なぜいま森林浴なのか？

A 森林浴とは？

都市に住む人々の多くは様々な理由によってストレスを感じ、同時に季節感の喪失や運動不足に陥っていることがよく指摘されます。そのような時に、海岸や森林などの自然地を訪れると、なんとなくリラックスしたり、気持ちが落ち着いたりした経験をお持ちの方も多いのではないでしょうか。実際にストレス解消やリフレッシュ、健康づくりを目的に、毎年多くの人が国立公園をはじめとする自然公園や身近な自然地を訪れています。

森林浴とは、様々な自然地のうち、特に森林環境に着目して、上記の様々な問題を解消し、心身ともにくつろぎ、活力を回復する手段（ストレス低減効果）、または自然回帰の場として考えようということで、昭和57（1982）年に、森林・林業行政を中心的な主務とする林野庁によって提唱された概念です。より具体的には、林野庁[1]によると、「森林浴」とは、"森林環境の自然が彩なす風景や香り、音色や肌触りなど、森林生態系の生命や生命力などに対して、五感を通じて感ずることによって、人々の心と身体の健康回復・維持・増進を図ること"、として定義されます。

このようにして、80年代中盤から森林のストレス低減効果については、その存在が経験的にいわれてきましたが、今一つ、具体的にどのような効果が森林浴に備わっているのかがわかりませんでした。したがって、つい最近まで、予防医療または補完・代替療法というよりも、数あるレクリエーションや気分転換の方法論の1つとして考えられていたように思います。

しかし、世の環境配慮行動や意識の高まりに伴う、森林に保健休養的な役割を求める国民の声の高まりと、増大する医療費の抑制、そしてここ最近のことですが、身体の状況を調べる技術の高度化、機材の小型・軽量化などが急速に進んだため、実験室における実験だけでなく、フィールドでの調査や実験が可能になりました。

技術の進歩は、人々の新しい興味を呼び起こします。徐々に科学的な知見が得られるようになり、ここに来て、改めて森林環境の有するストレス低減効果の科学的な解明が期待されるようになりました。これには、政策的にも森林浴のストレス低減効果を科学的に解明・検証し、その効果を背景に、森林浴を積極的に国民の福祉や健康づくりに活用しようとする取り組みが考えられていることも大きな理由の1つかも知れません。

このような森林浴の効果を科学的に解明し、こころと身体の健康に活かそうという試みが、「森林セラピー」[2]と呼ばれる取り組みです。より詳細に森林浴との違いを説明しますと、森林セラピーは、森林浴から一歩進んだ科学的かつ客観的な手法を用いて、実験を中心に、森林浴の効果を見える化し、より演繹的に万民に納得しうる知見を提供することを目指す、という意味で、森林浴の新たなパラダイムとして期待されています。

また、その一方で、上原ら[3]は、森林浴を「森林療法」として、発展させようとしています。森林浴が何となく森林に浸っている状態であるのに対して、森林療法は、何がしかの臨床的な

目的を持って森林に行き、森林環境の場において、森林浴、その他のレクリエーション、樹木や林産物を活用した作業療法、森林を歩きながらのカウンセリング、地形や森林内の自然を活かした医療リハビリテーション、林産物を利用したアロマテラピーなど、森林環境を総合的に利用しながら、健康を増進していく自然療法または環境療法[3]のこととして定義されています。

森林セラピーも森林療法も、既にある森林浴という概念を一歩進めたものです。しかし、あえて森林セラピーと森林療法を"主なアプローチ"、"対象"、"目的"という観点から整理すると、図1のように分類できるでしょう。森林セラピーが、主に健常者を対象として、演繹的アプローチによって、心身のリラックスおよびリフレッシュの効果のそれ自体、および何がそれをもたらしているのか解明することを目的とするのに対して、森林療法は、主に疾病者や不定愁訴を抱えた人、障害者などを対象に、実践的かつ臨床的な帰納的アプローチによって、福祉・医療・カウンセリングを行い、その効果を検証することを目的とするものといえそうです。

本書の中では、森林浴という用語を通底して用いることにします。ただ、健常者が対象であり、演繹的なアプローチによって、心理的なリラックス効果を調べるために、可能な限り科学的な手法を用いるという意味において、森林セラピーのアプローチが基本にあります。その一方で、森林浴を予防医学に活用していこうとする意図においては、森林療法の考え方の一部を取り入れているといえるでしょう。

2章以降では、ここに来て森林浴が強く求められることになった理由について、もう少し理解を深めるために、社会・経済的な要請、森林管理の側からの要請という2つの側面から考えてみたいと思います。

B 社会・経済的な要請

1. 国民医療費の慢性的上昇

まず、国民医療費の慢性的上昇に関わる問題があります。わが国の医療は国民皆保険制度を採用しており、その結果、世界最高水準の平均寿命や高い保健医療水準を実現しています。し

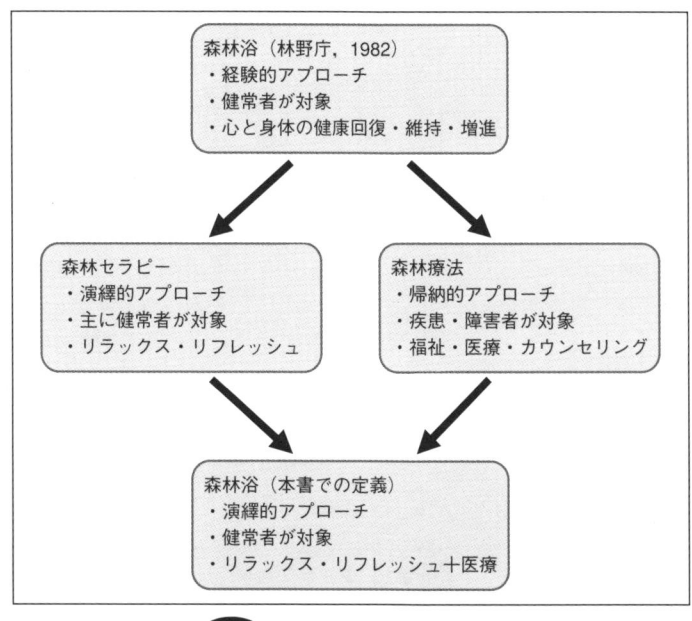

図1 本書における森林浴の定義

B 社会・経済的な要請

かし、その基盤となる医療費等の支出の増加は目覚ましく、国家財政を逼迫させる要因の1つとまでいわています（図2）。今後は、さらに医療費の大幅な増加が予想され、将来にわたり持続可能な医療保険制度の構築が大きな課題となっているといわれています[4]。

また、近年、保健医療の分野では、治療の対象となる病気も大きく変わってきており、以前は、感染症などの急性疾患が医療の主な対象であったのに対して、現在では、がんや生活習慣病といわれる慢性的な病気が主な対象となっています[5]。

このうち、生活習慣病については、高血圧や心筋梗塞などの循環器疾患や、脳卒中などの脳疾患、糖尿病、慢性肝不全、メタボリックシンドローム、肥満、慢性肺疾患などが昔と比べると急速に増加しています。これらの疾患は、高額な薬が使われ、症状も長期にわたるのが普通です。また、生活習慣病は、死亡原因の約6割を占めるまでになっており、国民医療費の約3割を占める10.4兆円（平成16年）が生活習慣病関連の医療費として支出されていることが報告されています[6]。

増えつづける医療費に関わる問題は、わが国だけなく、先進国に共通した問題です。これを無理に抑えようとすると、高齢者医療を切り捨てるか、医療技術の進歩を、一部の人達にだけ限定的に使えるようにするという混合診療の導入が避けられないところです。しかしこれらの方策は、多くの国民や医師会などの反対によって、実際には実現は困難な状況にあるといえます[5]。

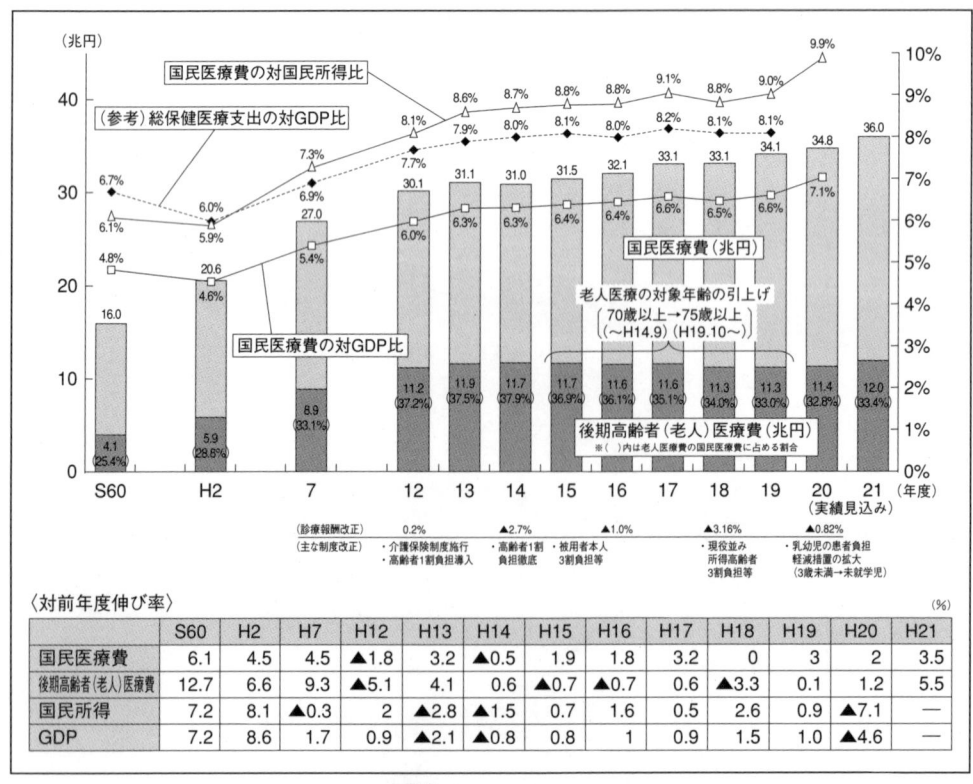

図2 国民医療費の動向

厚生労働省：平成23年版 厚生労働白書，日経印刷，404pp，2011

したがって、現状では、生活習慣の改善により、生活習慣病の発症を予防し、将来にわたって健康な生活を維持できるようにするための対策の拡充が希求されており、このような状況を鑑みると、日本の医療構造改革は、医療提供体制等の効率化を図りつつ、国民本位の医療を提供し、日本の医療の抱える課題を解決していく中で、医療費の伸びを適正化していくという、難しい舵取りが迫られているといえそうです[5]。

2. 高齢者人口の増加

また、医療費支出の増加の原因には、高齢者人口の増加が関連していることも看過できません。わが国が猛烈な勢いで、高齢化社会への道を進んでいることは、よく報告されているところです。昭和25年以降、65歳以上の高齢者の人口は年々上昇しており、たとえば、平成17年には65歳以上の人口が2,556万人となり、総人口の約5分の1になったということです[7]。今後は総人口が減少する中で、平成27年には26％以上、すなわち国民の4人に1人が（図3）、平成67年には、2.5人に1人が65歳以上になることが予測されています（図4）。

それに伴い、社会保障給付費が平成19年度で91兆4,305億円となり、過去最高の水準となりました。また、その国民所得に占める割合は、昭和45年度の5.8％から24.4％に上昇しており、高齢者関係給付費［年金保険給付費、老人保健（医療分）給付費、老人福祉サービス給付費および高年齢雇用継続給付費を合わせたもの］については、社会保障給付費全体に占める割合の約70％にもなっています（図5）。

また、高齢者における要介護者が急速に増加しており、特に75歳以上で、その割合が高いことが指摘されています[5]。これは、介護および看護をする家族の増加を意味しており、実際に親の介護に専念するために、転職および離職をする人が増加しています。特に男性が介護者になった場合などには、家事に不慣れ・相談できる相手を見つけにくいなど、精神的にも身体的にも余裕のない孤立した介護生活に追い込まれる例が見られ、離職などにより経済的な面でも困難を抱える人が少なくありません[7]。

このように、高齢化に伴う心身の疾患は、高齢者本人のQOLを著しく低下させるだけでなく、国家的な財政の圧迫というマクロな面、身

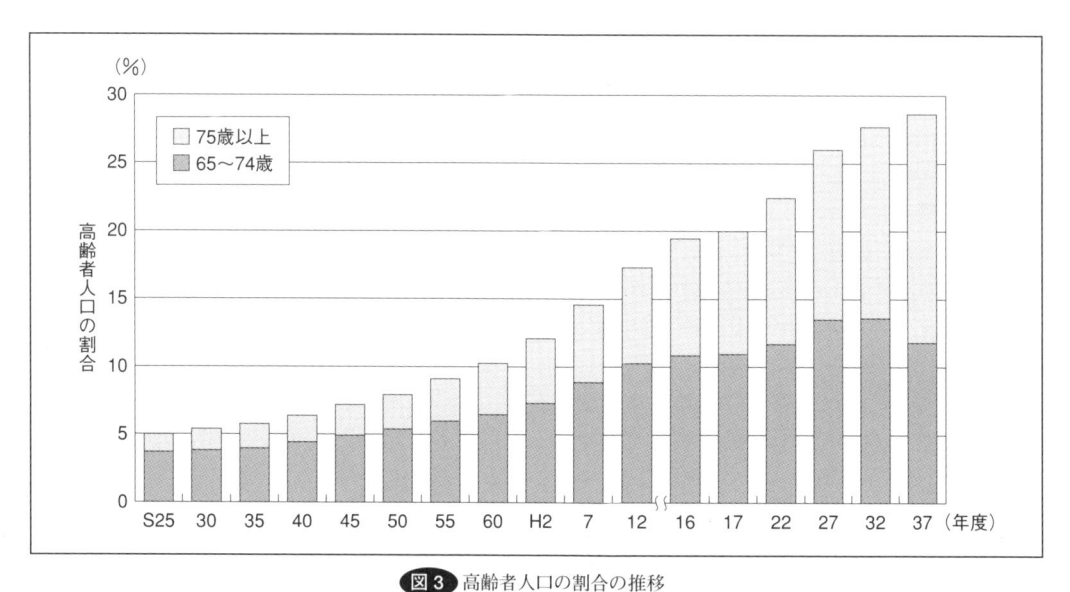

図3 高齢者人口の割合の推移

総務省統計局：高齢者人口の現状と将来を一部改変して作成

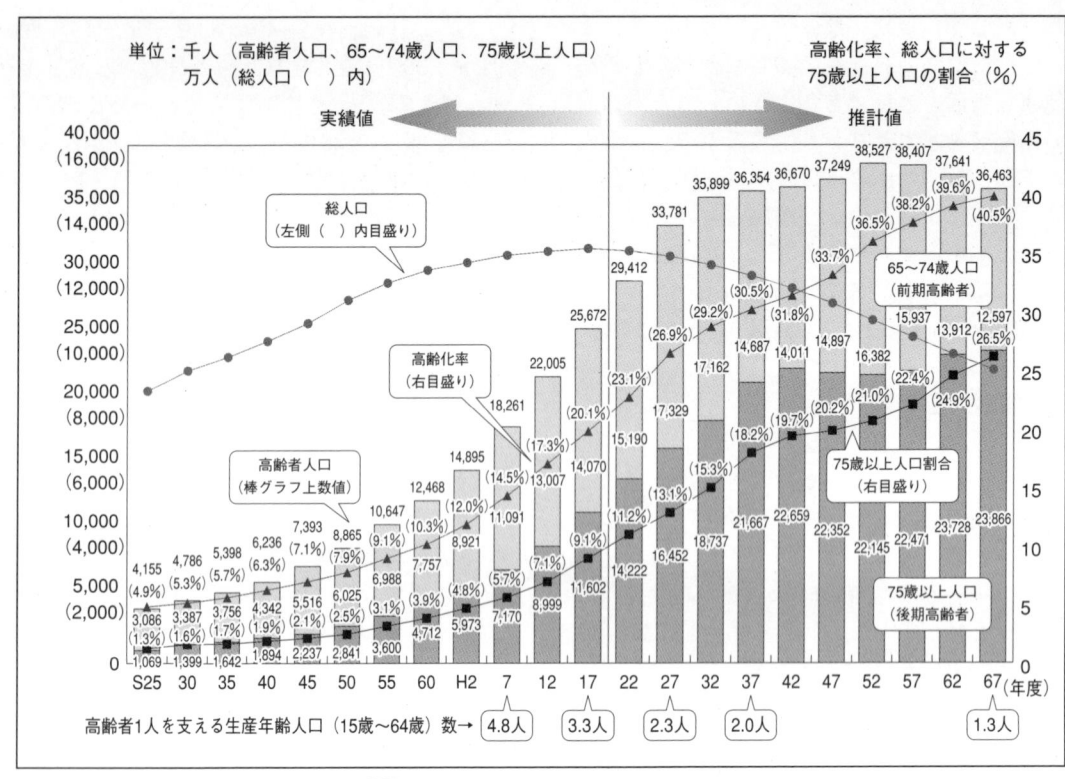

図4 総人口に対する高齢者の割合の増加

2005年までは総務省「国勢調査」、2010年以降は国立社会保障・人口問題研究所「日本の将来推計人口（平成18年12月推計）」の出生中位・死亡中位仮定による推計結果
内閣府：高齢社会白書 平成23年版，印刷通販，182pp，2011

近な家族の負担の増加というミクロの面においても、社会的な問題となっており、抜本的な解決策が求められているといえるでしょう。

3．地域の疲弊

さらには、地域の疲弊の問題が指摘できます。わが国の人口は、平成17年に戦後初めて前年を下回り、その後、ほぼ横ばいとなっていますが、平成20年には、再び前年度より減少し、ついに減少局面に入ったことが指摘されています（図6）。昭和30年代中盤より産業形態の変化や農業所得の低下、利便性の追求などの要因により、地方から人口が流出し、都市部に集中するという傾向が続いています（図7）。実際のところ、平成17年と平成2年の農業所得の推移を比較すると、15年間でその所得は半減しており（図8）、

昭和55年と比較すると、約5％（約7,000）もの農業集落が無人化または都市化によって、農業集落機能を喪失しています（図9）。

また、農業を基幹的に担う従事者の年齢構成についても、平成2年と平成17年を比較したところ、ほとんど年齢構成をそのままに15年分スライドしたような形になって、減少傾向を示しており（図10、11）、耕作を放棄される農地も増加の一途を辿っています（図17）。

今後、地方域では、人口減少と高齢化がさらに著しく進むと考えられていて、長期的な見通しを踏まえたうえで、地域活性化のための有効な取り組みを実践することが求められています[8]。そのためには、基幹産業としての農林水産業の振興を活性化するのは無論のこと、さらにソフト面を含めた地域の魅力を高める取り組

図5 社会保障給付費の増加

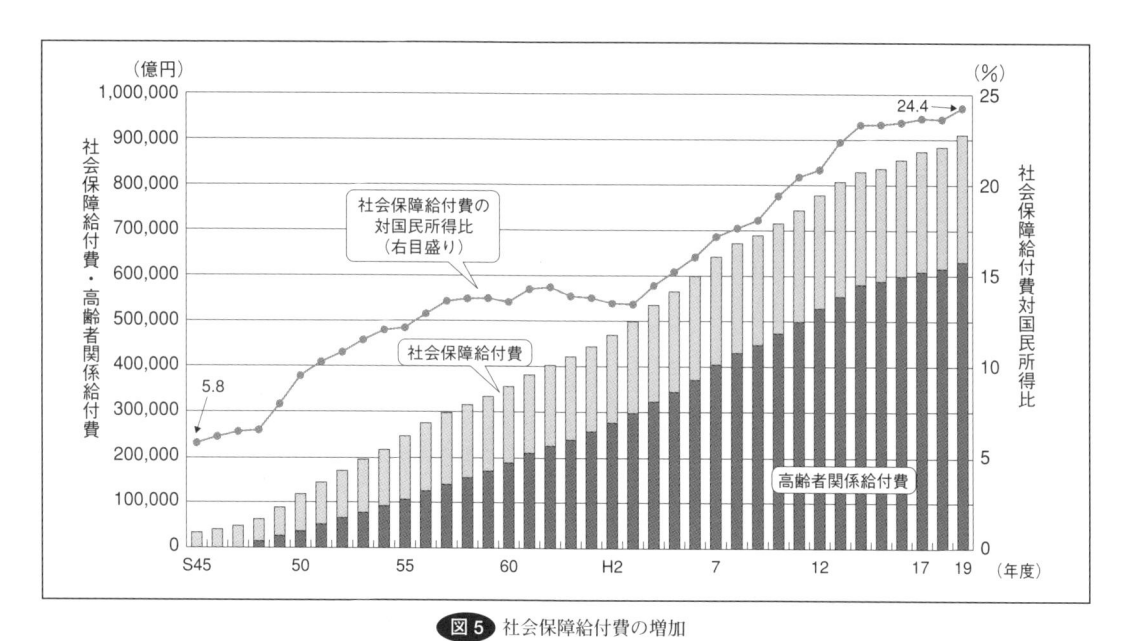

国立社会保障・人口問題研究所「平成19年度社会保障給付費」
（注）高齢者関係給付費とは、年金保険給付費、老人保健（医療分）給付費、老人福祉サービス給付費及び高年齢雇用継続給付費を合わせたもので昭和48年度から集計
内閣府：高齢社会白書 平成22年版，佐伯印刷，180pp，2010

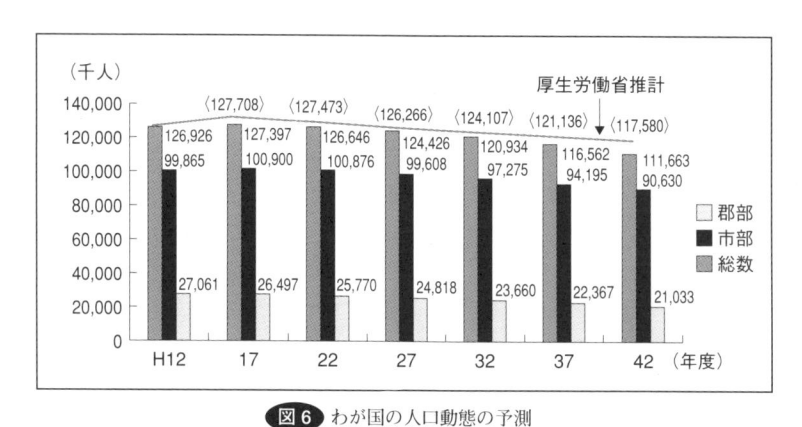

図6 わが国の人口動態の予測

石田信隆：農村人口の将来見通しと地域活性化の課題．
農林金融9：6, 2002. 図1「将来人口推計結果」より許可を得て転載．

みや、行政や組織の縦割りを脱却した取り組み、活性化に取り組む各主体を結びつけ、相互に触発させあう活動、それらを盛り上げる行政や農協などの活動の主軸となりうる組織の積極的な取り組みが重要になると思われます。

4. 税収の長期的下落

　最後に税収の低下の話です。内閣府[9]の報告によると、高齢化やそれに伴う少子化によって、地方を中心とした財政的基盤の低下が著しく進んでいるとのことです。先に論じましたが、わが国の人口は、平成17年を契機に減少に転じたと見られており、人口の減少と、少子高齢化の

B 社会・経済的な要請

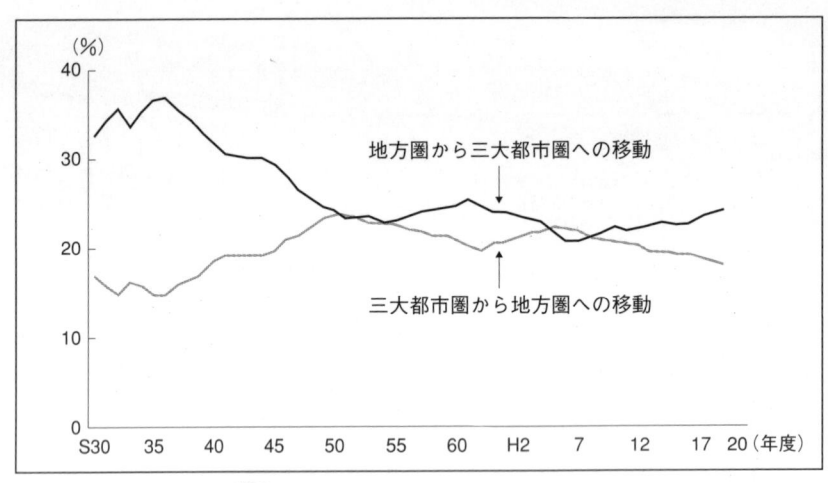

図7 三大都市圏と地方圏の人口移動の推移

総務省「住民基本台帳人口移動報告年報」
(注) 1) 各年の移動人口における三大都市圏から地方圏、地方圏から三大都市圏の人口割合
2) 三大都市圏は、東京圏（埼玉県、千葉県、東京都、神奈川県の1都3県）、名古屋圏（岐阜県、愛知県、三重県の3県）、大阪圏（京都府、大阪府、兵庫県、奈良県の2府2県）であり、地方圏とはこれらを除く道県
3) 日本人のみの算出結果
農林水産省：食料・農業・農村白書 平成21年度版、佐伯印刷、東京、203pp、2009

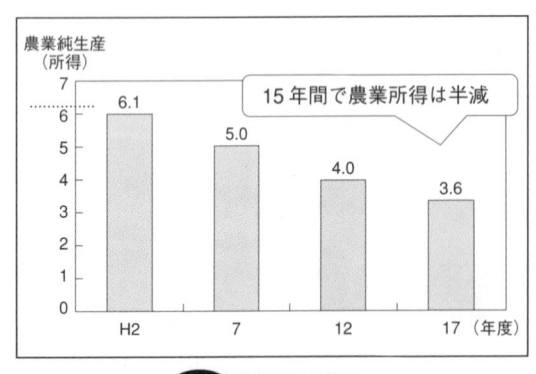

図8 農業所得の推移

農林水産省「農業・食料関連産業の経済計算」
(注) 農業純生産とは、「農業総生産－固定資本減耗（減価償却引当額＋災害額）－間接税＋経常補助金」で算出され、所得として受け取った額に相当。
農林水産省：個別所得保障制度及び米の需給調整について、食料・農業・農村政策審議会資料、24pp、2010

進展は、経済、産業、財政のあらゆる面において大きな影響を与えることになることが予想されています[10]。また、総人口の減少に先だって、地方では人口がすでに減り始めています。人口増減を都道府県別に見ると、すでに31の自治体において人口が減少に転じているそうです[11]。

ところが、地方の行政需要は、社会福祉関連分野を中心に、今後も増加することが予想されます。これはすなわち、人口が減少してもその歳出を減らすことは難しいということを意味しています。こうした中で、人口の減少、すなわち納税者数の減少は地方財政をさらに厳しくする要因となるでしょう。そのような状況を解決するためには、地方税の総額を拡充すること、国からの地方への大規模な税源の移譲をすること、地方自治体間の連携によって、課税エリアの広域化による効率的な税の徴収と配分を行うことなどが抜本的かつ具体策として期待されています[12]。

しかし、その一方で、国や他の自治体に頼るのではなく、自助努力によって、今後の行政サービスを賄いうる自主財源を確保しようとする自治体も増加しています。たとえば、魅力のある地域づくりを行うことで、観光振興によって

図9 農業集落数の推移

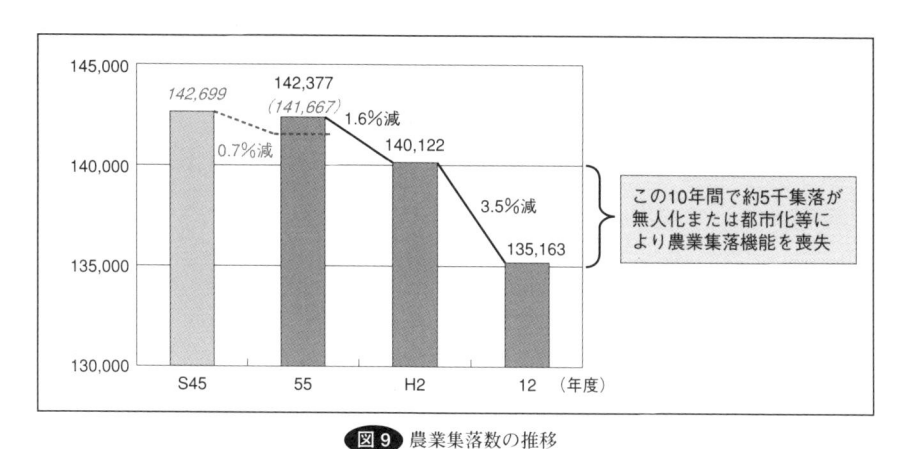

農林水産省「世界農林業センサス」における農業集落調査を基に作成
(注) 昭和45、55年の斜体は沖縄を除く
農林水産省：個別所得保障制度及び米の需給調整について，食料・農業・農村政策審議会資料，24pp，2010

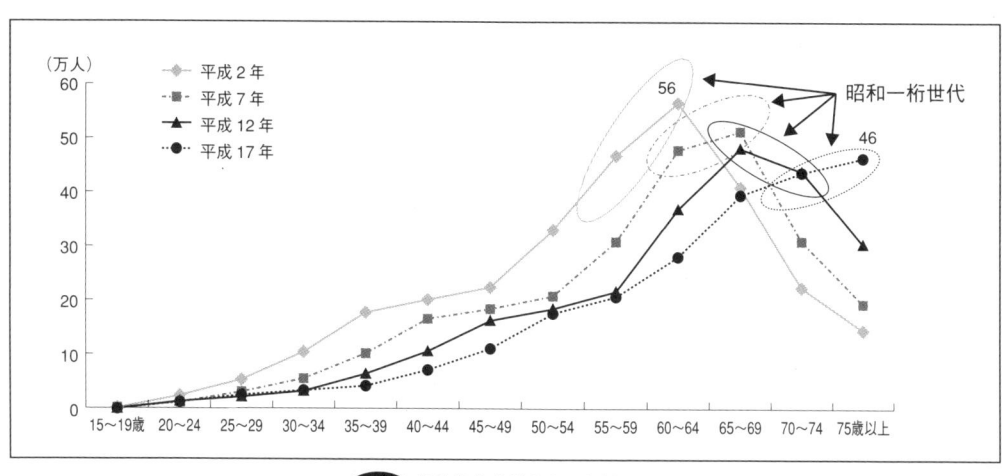

図10 基幹的農業従事者の年齢構成

農林水産省「農林業センサス」
(注) 基幹的農業従事者とは、自営農業に主として従事した15歳以上の世帯員(農業就業人口)のうち、普段の主な状態が「主に仕事(農業)」である者で、主に家事や育児を行う主婦や学生等を含まない。また、上記の図は販売農家のもの。
農林水産省：個別所得保障制度及び米の需給調整について，食料・農業・農村政策審議会資料，24pp，2010

地域の交流人口の増加や地域経済の振興をなそうとする取り組みは、その有効な具体策として考えられており、自治体ごとに地域の特色を織り込んだ積極的な取り組みが行われています。これからは、ますます各地域で、自主財源の確保のために、知恵を絞る必要がある時代になるでしょう。

C 森林の管理に係る問題

わが国は森林面積が国土の7割近くを占め、先進国では有数の森林国です。そのため、わが国の土地利用や自然との関わりについて考える場合、森林を抜きにして議論を進めることはできません。昭和30年代中期までは、燃料として

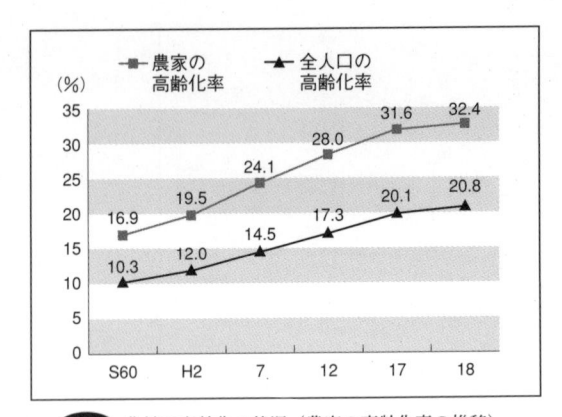

図11 農村の高齢化の状況（農家の高齢化率の推移）
農林水産省「農林業センサス」、総務省「国勢調査」
農林水産省関東農政局業務資料

薪を使用していたため、森林は日常的な生活と深い関わりがありました。しかし、近代化が急激に進行するなかで、森林から生活に必要な諸産物を得ることで、その行為が森林の状態を維持するという、これまでに森林を持続的に管理してきた循環型の仕組みが失われてきています。放置された状態が続くと、森林内は鬱蒼として、日照が遮られ、風が通らなくなるため、林床の植生に変化が生じます。また、その植生に依存していた鳥獣や昆虫も変化して、植生の変化とともにそれらの数も種類も減少していくなど、生態系に多大な影響を与えることが指摘されています[13]。

また、このように、人間と森林との循環系に基づいて維持、管理、利用されてきた森林が放置された結果、生態系の面、ならびに多面的機能［生物多様性保全機能、地球環境保全、土砂災害防止機能/土壌保全機能、水源涵養機能、快適環境形成機能、保健・レクリエーション機能、文化機能、物質生産機能（表1）］の高度発揮上の面、安全面や景観の面からも、森林の有する様々な機能が徐々に劣化していることが指摘されています[14]。

1. 長期材価の低迷

森林に積極的に手が入らなくなった理由の1つに、長期的な材価の低迷が挙げられます。わが国では、森林施策が林業に重点をおく必要性から、木材生産機能の発揮を中心に展開されてきましたが、外材の輸入自由化以降わが国の木材自給率は30％程度（図12）と外材に押され続けてきた経緯があります[15]。また、国内の林業の採算性について、人工林面積の約4割を占めるスギを例に見ると、ピークであった昭和55年と比較した場合、ずっと右肩下がりで、丸太の売上から素材生産費・運材費を差し引いた粗収入は、約2割程度まで減少しています（図13）。このような、木材価格の下落は、多くの林家に林業活動に対する意欲の減退と、伐採、間伐、更新等の施業の長期化や遅れをもたらしました。特に間伐の遅れは顕著で、自然淘汰されにくい針葉樹の人工林は、災害等に脆弱な過密で細長い林木の集団を形成しているといえるでしょう。

このような、人の手の入らない森林、特に人工林においては、多面的機能の低下をもたらし、地すべりや水源涵養機能、生物多様性保全機能の低下など、有形無形の形でわれわれの生活に悪い影響を与えることが指摘されています[15]。しかし、その現状に手を拱いているだけではなく、林業以外の方法によっても、森林の利活用を通じて何らかの方法で森林が適切に管理されていくような手段について、さらに考えていく姿勢が求められています[16]。

2. 不足および高齢化する林業従事者

林業が衰退するとともに、林業に従事する人々の減少および高齢化が著しくなっています。林業就労者は、昭和50年には、18万人程度存在していましたが、平成17年には5万人程度にまで減少しています。また、65歳以上の高齢化率は、昭和50年には、7％程度であったのですが、20年前ほどから、急激に高齢化が進み、平成17年には、26％程度にまで達しています。林業従事者の高齢化の傾向は、全産業の高齢化率と比較すると明らかで、平成17年において、全産業が9％程度であることからも状況の厳しさが読

表1 森林の有する多面的機能一覧

①生物多様性保全 　遺伝子保全 　生物種保全 　　植物種保全 　　動物種保全（鳥獣保護） 　　菌類保全 　生態系保全 　　河川生態系保全 　　沿岸生態系保全（魚つき） ②地球環境保全 　地球温暖化の緩和 　　二酸化炭素吸収 　　化石燃料代替エネルギー 　地球気候システムの安定化 ③土砂災害防止機能／土壌保全機能 　表面侵食防止 　表層崩壊防止 　その他の土砂災害防止 　　落石防止 　　土石流発生防止・停止促進 　　飛砂防止 　土砂流出防止 　土壌保全（森林の生産力維持） 　その他の自然災害防止機能 　　雪崩防止 　　防風 　　防雪 　　防潮など ④水源涵養機能 　洪水緩和 　水資源貯留 　水量調節 　水質浄化 ⑤快適環境形成機能 　気候緩和 　　夏の気温低下（と冬の気温上昇） 　　木陰 　大気浄化 　　塵埃吸着 　　汚染物質吸収 　快適生活環境形成 　　騒音防止 　　アメニティ	⑥保健・レクリエーション機能 　療養 　　リハビリテーション 　保養 　　休養（休息・リフレッシュ） 　　散策 　　森林浴 　レクリエーション 　　行楽 　　スポーツ 　　つり ⑦文化機能 　景観（ランドスケープ）・風致 　学習・教育 　　生産・労働体験の場 　　自然認識・自然とのふれあいの場 　芸術 　宗教・祭礼 　伝統文化 　地域の多様性維持（風土形成） ⑧物質生産機能 　木材 　　燃料材 　　建築材 　　木製品原料 　　パルプ原料 　食糧 　肥料 　飼料 　薬品その他の工業原料 　緑化材料 　観賞用植物 　工芸材料

日本学術会議：地球環境・人間生活にかかわる農業及び森林の多面的機能の評価について，103pp，2001

C 森林の管理に係る問題

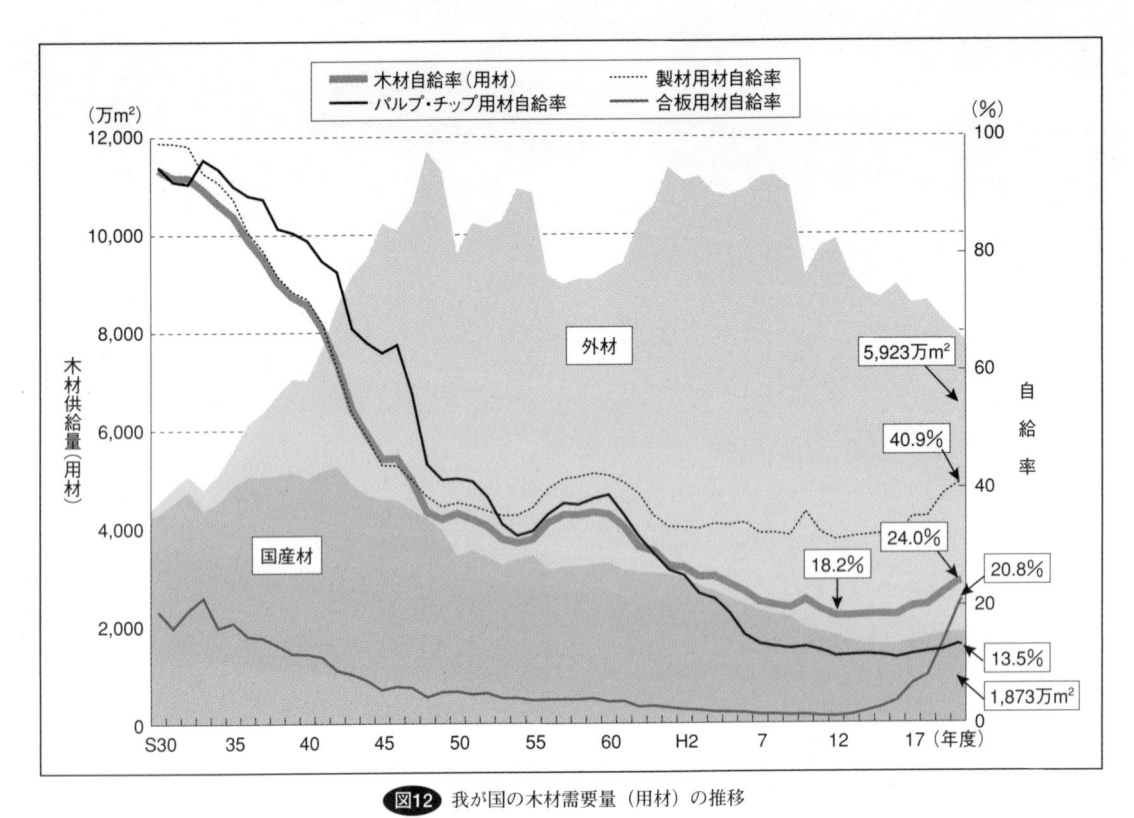

図12 我が国の木材需要量（用材）の推移

林野庁：森林・林業白書 平成21年版，日本林業協会，東京，254pp，2009
林野庁「木材需給表」

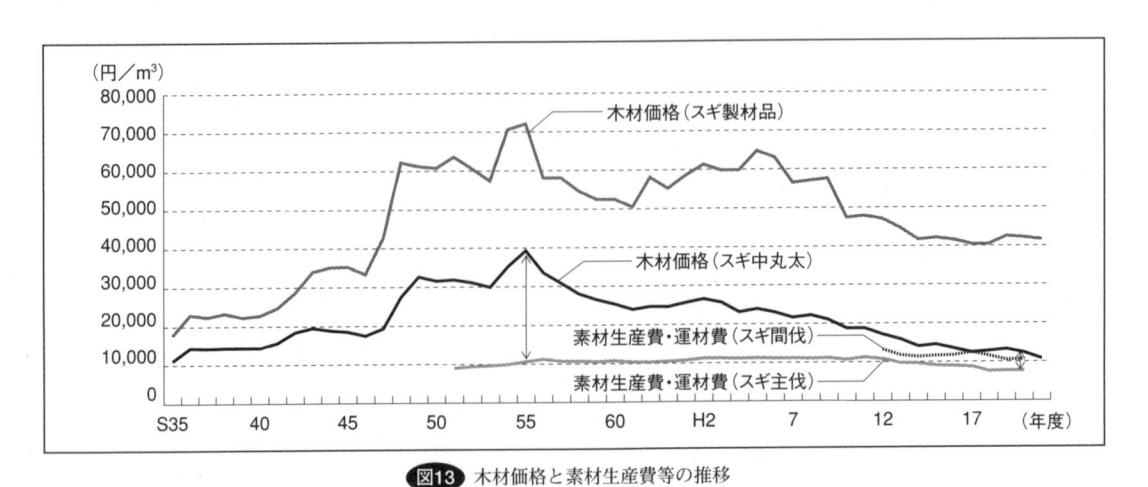

図13 木材価格と素材生産費等の推移

林野庁：森林・林業白書 平成21年版，日本林業協会，東京，254pp，2009
農林水産省「木材価格」、林野庁業務資料

み取れます（図14）。

また、今後の展望についても、関東などの一部の地域を除いては、平成12年と比較して、平成42年まで、林業作業者の数は減少することが予測されているなど、この先の見通しについても、決して明るいものではありません（図15）。

しかし、そのような中でも、特に若い人々を中心に、林業を自然の中で働ける職場として捉える傾向が生じつつあるのか、また、政府の雇用政策の後押しもあり、平成15～20年の新規の林業就労者数は、他産業からの転職者等を中心として、平成6～14年の約1.8倍程度に増加しています[17]。これは、林業従事者全体としては、高齢化等を理由に、減少しつつある一方で、その若返りが図られていることを意味しています。今後は、高齢世代の経験や知識と若い世代の知恵や情報がダイナミズムを生み出すことで、林業および地域の活性化に繋がることが期待されています。

3. 荒廃する山村

山村振興法という法規に基づいて、平成21年で全国市町村の約4割にあたる746市町村が振興山村に指定されています。その区域は国土面積の5割、森林面積の6割を占めています[15]。振興山村は、面積の約9割を森林が占めており、まとまった平地が少ないなど、平野部に比べて地理的条件が厳しく、また、産業においても農業や林業などの一次産業に依存する割合が高いことが特徴的です。

これらの場所では、徐々に改善されてはきたものの、道路、上下水道、情報サービスなどの生活環境基盤は、全国水準と比較した場合、依然として低いといえます。また、役場や医療機関、スーパーなどの生活関連施設や学校・図書

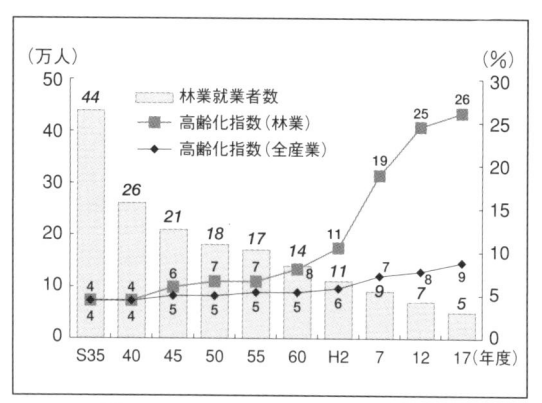

図14 林業就労者および高齢化比率の推移
総務省「国勢調査」
（注）高齢化指数とは、総数に占める65歳以上の割合
林野庁：森林・林業白書 平成20年版、日本林業協会、244pp、2008を一部改変して作成

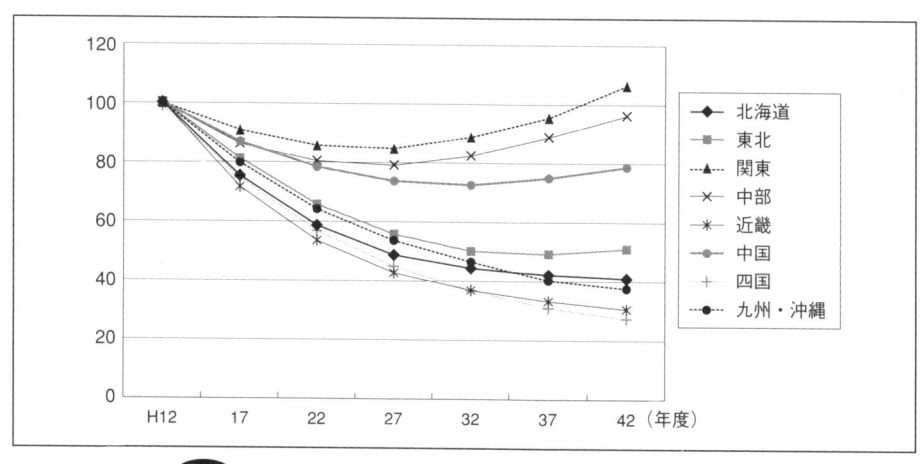

図15 地方別林業作業者数の将来推計（平成12年＝100とした場合）
総務省「国勢調査」
森林総合研究所：森林・林業の資源的, 社会経済的・長期見通し手法の開発, 森林総合研究所, 104pp, 2006

館などの教育施設についても居住地から離れていることが多く、都市部に比べると、便利な生活環境であるとはいえません。また、基幹産業である農林業の衰退が影響して、高度経済成長以来、若者を中心とした人口の流出が激しく、過疎化と高齢化が同時かつ急速に進んでいます。そのため、現在の振興山村の人口は、全国の約3％程度になっており、65歳以上の高齢者の占める割合も31％と、全国平均である20％の約1.5倍程度の高水準になっています[15]。

このような過疎化および高齢化がさらに進行すれば、山村における集落機能の低下あるいは集落そのものが消滅する可能性があります（図16）。実際に消滅した集落の森林・林地の管理状況を調べると、その36％が放置されている状態にあることが報告されています（図17）。このように、山村における過疎化および高齢化の進行は、適正な管理や整備がなされない森林を増加させることから、森林の有する多面的機能の発揮に影響を及ぼす危険性を高めることが指摘できるでしょう[18]。これを緩和あるいは回避するためには、森林および林業に関わる人が山村に定住し、森林を職場として何らかの生活の糧を得ることができるようにすることが必要です[19]。

その1つの処方箋として、都市との交流を通じた森林および地域の再生が実施されているいくつかの地域があります。そこでは、自然に親しみたい、スローライフを体験したい、山村固有の食文化や伝統文化にふれてみたいというような都市住民のニーズに応えて、山村と都市部との積極的な交流が図られています。その交流によって、都市住民が健康でゆとりのある生活を実現すると同時に、山村や森林・林業等に対する理解と関心を深めることに繋がり、結果的にキノコや山菜などの特用林産物や農産物の販売による収入機会や、宿泊施設や販売施設等への雇用による就労機会が増大することに繋がっています。また、このような交流を通じて、地域の住民が自らの生活する地域について再認識

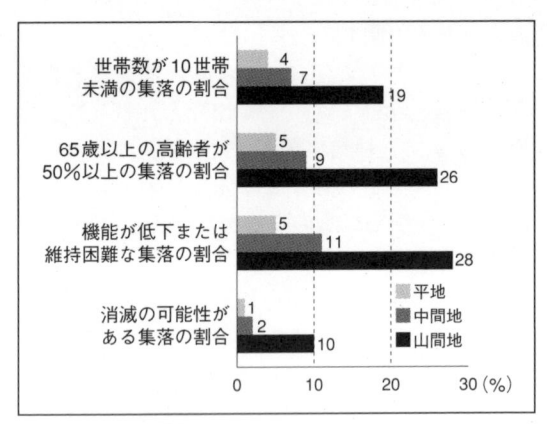

図16 過疎地域等の集落の状況

総務省及び国土交通省「国土形成計画策定のための集落の状況に関する現況把握調査」（平成19（2007）年8月公表）
（注）「山間地」：林野率が80％以上の集落
　　「中間地」：山間地と平地の中間にある集落
　　「平地」：林野率が50％未満でかつ耕作率が20％以上の集落
林野庁：森林・林業白書 平成21年版，日本林業協会，東京，p254，2009

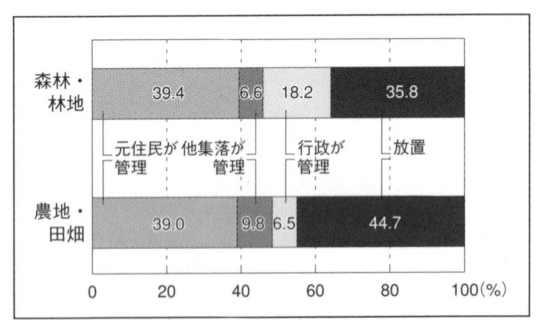

図17 森林・農地の管理主体の割合

総務省及び国土交通省「国土形成計画策定のための集落の状況に関する現況把握調査」（平成19（2007）年8月公表）
林野庁：森林・林業白書 平成21年版，日本林業協会，東京，p254，2009

する良い機会にもなっていることが報告されています[15]。

4．森林の多面的機能の発揮とその効能

すでに紹介したように、森林は木材の生産機能以外にも、多面的機能と呼ばれる極めて多くのわれわれの生活に深く関わる有形無形の機能を有しています。その多面的機能から受ける便

益の経済的評価を行うと、二酸化炭素吸収機能＝12,391億円、洪水緩和機能＝64,686億円、水質浄化機能＝128,130億円と計算されるなど、われわれの生活は、直接的または間接的に森林から非常に大きな便益を受けていることがわかっています[20]。また、平成23年3月現在において、森林施策の上では、林野庁の定める森林・林業基本計画によって、全国の森林はその発揮を目指す機能別に、大きく3つ（資源の循環利用林、水土保全林、森林と人との共生林）に区分されています（図18）。ここで、資源の循環利用林とは、主に、林業・林産業において、木材やバイオマスを循環的に供出する機能を発揮する森林のことを意味しています。また、水土保全林とは、たとえば、台風、豪雨などによる山崩れ、土石流などの山地災害や洪水などを防ぐ上でも重要な役割を果たし、水源を涵養するなど、快適で安全な国民生活を支える基盤となる機能を主に発揮することが期待される森林のことです。（図19）。一方、森林と人との共生林とは、主に生活環境保全機能または保健文化機能を重視する森林であり、適切な林分構成の森林の造成と維持を図る観点から、天然林あるいは広葉樹林の維持拡大を中心とした管理が計画されている森林のことを意味しています。

その森林の多面的機能のうち、昨今特に急速に国民のニーズが高まっている機能として、森林の保健休養機能が挙げられます。内閣府の調査によれば、保健休養機能に対する国民の期待が、調査を行うに連れて高まってきていることが明らかにされています（図20）。

5．地域活性化の資源としての森林浴

その理由として考えられるのは、都市環境下に暮らす人々の生物学的な機序に根ざした欲求です。すなわち、人工環境下に長い時間拘束されることから生じる心身のストレスに加えて、現在の複雑な社会・経済的情勢において、生活習慣病やうつ病などが世代を問わず蔓延する危険性が高まっていることなどが、結果的に、森林に保健休養的役割やアメニティを期待する国民の増加を促しているのだろうと思われます[21]。

伝統的に、わが国では、森林は神聖または修行の場所、あるいは木材・燃料などの資源の供給源であって、余暇のために森林に入るという一般的な風習はありませんでした。しかし、欧米の人々の暮らしには、散策やキャンプによる森林内での余暇活動、いわゆる森林レクリエーションが日常生活の中に組み込まれています。つまり、森林が生活の場として捉えられているといえるでしょう。また、特にドイツでは、人々は日常的な利用だけでなく、伝統的なクナイプ療法という療養・治療を実践する場所の1つとして位置づけるなど、医療目的にも森林が

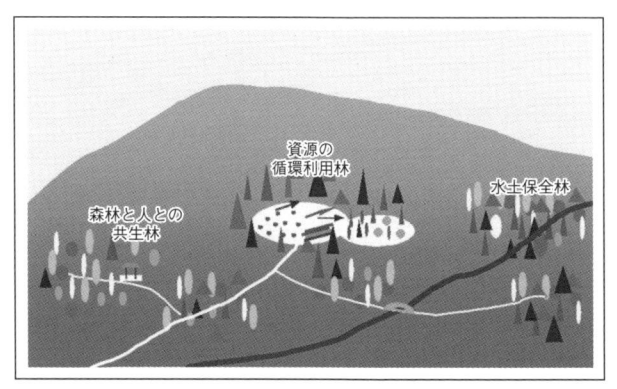

図18 森林の有する多面的機能を総合的に発揮させるための3区分
（注）平成23年度7月より新区分（7区分）に変更されます。
内閣府沖縄総合事務局農林水産部資料を参考に作成

C 森林の管理に係る問題

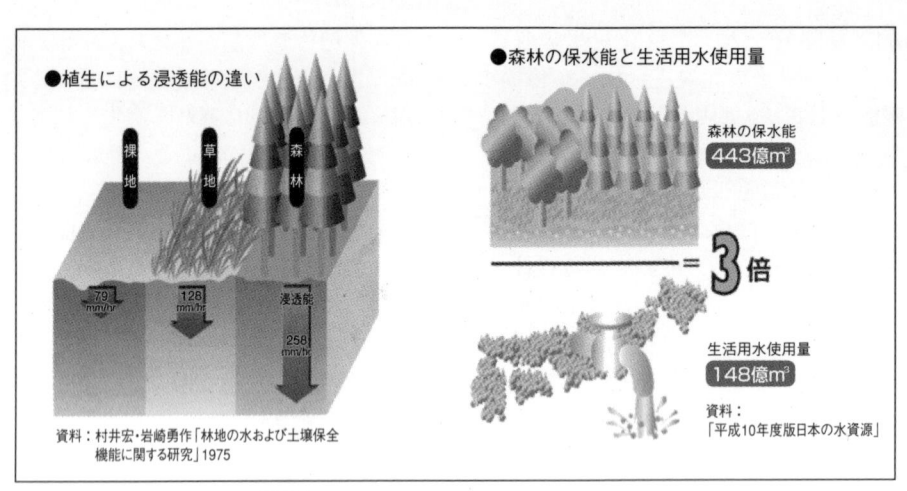

図19 森林と裸地の流出量（ハイドログラフ）
林野庁業務資料

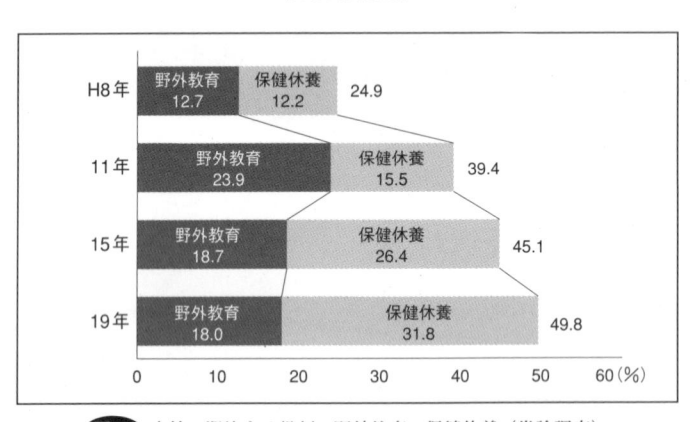

図20 森林に期待する役割〜野外教育、保健休養（世論調査）
資料：内閣府「世論調査」
林野庁業務資料

活用されています。

　わが国でも森林と人との共生林を始めとした、森林に対する保健休養的な利用に対する期待が高まりを見せているのですから、ここ最近の状況を好機として捉えて、木材生産以外の森林の価値を人々に認識してもらい、森林レクリエーションなどを実践する場として、改めて森林を生活圏の一部として活用していくことを目指す必要があるように思います。このような取り組みは、国民全般に、さらに豊かで健康的な生活を送る機会・場所を提供するでしょう。またそれだけでなく、都市部から森林率の高い地方へのさらなる交流人口の増加が期待されます。したがって、地域の熱意と森林資源がうまく組み合えば、地域経済の活性化や、地域への定住を促す装置となる可能性も充分に期待できるでしょう。

　このように、社会・経済的な問題、医療費の急騰の問題、農山村地域の疲弊の問題など、さまざまな問題を複合的に緩和する手段として、森林環境の保健休養的な利用を積極的に進めることはとても有意義だと思われます。しかし、

表2 補完・代替医療の種類

民間療法などの体系的医療	漢方、鍼灸、アーユルベーダ、チベット医学、ユナニ、その他各国の民族療法、ホメオパシー、自然療法、人智医学
食事・ハーブ療法	栄養補助食品、絶食療法、花療法、ハーブ療法、長寿食、菜食主義、メガビタミン療法、マイクロビオティック
心を落ち着かせ、体力を回復させる療法	バイオフィードバック、催眠療法、瞑想療法、リラクセーション、イメージ療法、漸進的筋弛緩療法
身体を動かして健康を図る療法	太極拳、ヨガ、運動療法、ダンスセラピー、森林セラピー（クナイプ療法）
動物や植物を育てることで安楽を得る療法	アニマルセラピー、イルカ療法、ホースセラピー、園芸療法
感覚を通して、より健康になる療法	アロマセラピー、芸術療法、絵画療法、ユーモアセラピー、光療法、音楽療法
物理的刺激を利用した療法	温泉療法、刺激療法、電磁療法
外からの力で健康を回復させる治療法	指圧、カイロプラクティック、マッサージ、オステオパシー、リフレクソロジー、セラピューティックタッチ
環境を利用した治療法	森林セラピー、スパセラピー（温泉療法）、タラソセラピー（海洋療法）
宗教的治療法	クリスタル療法、信仰療法、シャーマニズム

今西純一，今西二郎：補完・代替医療としての緑地環境の利用，
環境情報科学，35（4），p31-36，2007より許可を得て掲載

それを円滑に行うためには、まずは、体験の場である森林の環境整備や、地域の受け入れ体制の構築が不可欠です。

また、できるだけリスクを減らして、地域の特色を織り交ぜ、合理的な計画を実践していくには、これまでに実際に先駆的な試みを行っている事例を分析し、その社会・経済的機能や保健休養機能の効果を、客観的かつ科学的に検証するための取り組みが必要になるものと思われます。

D 補完・代替療法としての森林浴

これまで議論したように、まず、社会的経済的な問題として、医療費の抑制が急務で、抜本的な解決策が求められています。しかし、この種の問題が常にそうであるように、特効薬となる処方箋は、未だ見つけられていません。

一方、高騰する医療費の主因の1つである生活習慣病に由来する疾患に対しては、現代西洋医学の効果は限定的だと考える向きもあります。これは、西洋医学の得意とするのが、生じた疾患や問題を対処的または根源的に取り除くことであり、問題が顕在化した後の処置については得意ですが、日常的な予防や防除には、さほど主眼を置いていないように思われることに由来します。また、原因が明らかになっていない複雑な発症要因をもった慢性的な疾患、ストレスなどの精神的な要素が反映される疾患、再発性疾患など、西洋医学が不得手とする疾患も多く存在します[22]。すなわち、生活習慣病などの、疾患の予防や防除を目的とした予防医学について考える場合には、西洋医学だけでなく、オルタナティブな医療を模索し、それが補完または代替的に適用されることで、患者数を大幅に低減することができるかもしれません[23]。そのような観点から、これまでにも様々な補完・代替療法が提案されています（表2）。

また、補完医療において、緑地環境の利用が効果的であることが、さまざまな研究で指摘されつつあります[23,24]。たとえば、Mitchellら[25]の報告です。

一般に、貧しい地域では、健康状態が悪く死亡率が高いという健康格差がありますが、平成13年から5年間の間に、死亡した約37万人のデータを対象に、居住地域の緑地との関連を調べたところ、緑地の近くに住むことで、経済格差の違いによって生じる健康格差が減少したこと、また、緑地の多い地域に住むことで、健康格差をかなりの程度減少できる可能性を示唆しています。

以上のことからも、微気候の変化に富み、多様な生態系を有し、膨大な森林面積を有するわが国で、緑地環境の1つとして森林を補完・代替療法の場として活用するための研究が、他の国に先んじて生じたのも当然の流れであったのかもしれません。

第2章 過去のエビデンスからみた森林浴のストレス低減効果

A 海外の研究成果

　意外に思うかもしれませんが、森林浴については、海外では科学的な研究はあまり進んでこなかったといえそうです。その理由の1つに、欧米では、いまだ森林との生活における心理的な距離が近く、森林を日常的に散策し、レクリエーションを行う場所として認識しているため、改めて科学的に効果を検証する必要がなかったことが挙げられます。しかし、最近になって、ようやくわが国とほぼ同じ森林率を有し、森の国と呼ばれるフィンランド[26]などの北欧の国々や、急速な高齢化や医療費の問題に苦しむ韓国[27]で研究が行われるようになっています。しかし、それらの国においても、身体的（生理・医学的）な効果は、その検証の試みが始まったばかりです。また、心理的な効果についても、独自の調査票を用いて、森林散策前後で得た心理的な効果を調べる古典的な調査を元にした疫学的な研究が中心です。すなわち、少なくとも現時点では、森林浴の科学的解明に関しては、日本国内の研究が世界の最先端を担っているといってよいと思われます。

　しかしながら、森林浴の効果やそれをもたらす要因について、科学的に明らかにしたいとする政策的・研究的期待は、上記の2ヵ国以外にも、ヨーロッパおよびアジアを中心に高まってきています。そのような動きを背景として、2007年にIUFRO（ユフロ：国際森林研究機関連合）国際会議において、Forests and Human Healthのタスクフォースが立ち上げられました。また、2010年8月に開催されたIUFRO世界大会では、8本のメインテーマの1つに取り挙げられるほどの盛り上がりとなりました。また、森林浴の効果の国際間比較をすることを目的に、2011年1月から独立行政法人日本学術振興会とフィンランドの科学アカデミーのサポートによって、日本の独立行政法人森林総合研究所とフィンランド森林研究所（METLA）との間で、人種や環境の違いを乗り超え、両国で共同して森林浴の心身に与える影響を調べようとする取り組みが開始されています。このように、森林浴の効果を科学的に解明しようとする研究は、世界的な動向になりつつあるといえるでしょう。その中心に日本がいることは、広大な森林面積を有する国として、大変に喜ばしいことだと思われます。

B 国内の研究成果

1. 生理・医学的アプローチによる身体的効果の研究成果

　身体的効果については、近年に行われた大規模な実験によって、森林浴に身体的な効果があることが明らかになりつつありますが、それ以前の90年代にも森林浴の生理的な効果について調べた研究例がいくつか確認できます。たとえば宮崎ら[28]は屋久島で5人の被験者を対象に森林浴実験を行い、結果として、唾液中コルチゾール濃度が実験室に比較して森林浴では低いことを明らかにしています。また、Ohtsukaら[29]はインスリン非依存性糖尿病の患者87名を被験者として、森林浴の身体的効果を調査しています。具体的には森林浴（3kmまたは6kmの歩行）

を行い、その前後で血糖値を比較したところ、血糖値が平均179mg/dLから108mg/dLに有意に低下したことを報告しています。さらに、大平ら[30]は20名を被験者として、森林に8時間滞在した後は、滞在前に比較してNK細胞活性と免疫グロブリンA、G、M濃度が有意に上昇したことを報告しています。

これら、90年代に行われた初期の研究においては、被験者数やフィールド実験上の課題が指摘できそうです。たとえば、①実験日の天候が統制できておらず、その影響によって結果が左右されている可能性がある、②生理的な測定手法も現在ほど進歩しておらずフィールドで精度の良いデータを大量に得ることが難しかったことなどが課題として浮上します。

それらの点を改良して、森林セラピー基地プロジェクトにおける調査・研究では、(独)森林総合研究所などを中心として、平成17年度から平成22年度までに合計42ヵ所における森林浴の生理的効果の実験を実施しています。どの実験地でも森林浴の身体的リラックス効果・ストレス緩和効果について、用いた生理指標のうちいくつかにおいて有意差が確認されています。朴ら[31]によると、心拍変動性を調べた結果から、森林浴後に副交感神経活動が有意に昂進することが報告されています。また、恒次ら[32]およびTsunetsuguら[33]は、都市環境と比較して森林環境では、収縮期血圧、拡張期血圧、脈拍数、唾液中コルチゾール濃度が有意に低いという結果を報告しています。これらの結果をまとめた知見として、朴ら[34]が、平成17〜18年度に24ヵ所の森林および都市で、280名程度の被験者を対象として取得したデータに対して、さらに統合的に分析した結果を報告しています。それによると、解析した全ての指標：収縮期血圧、拡張期血圧、脈拍数、心拍変動性HF成分（副交感神経系活動指標）、LF/HF成分（交感神経系活動指標）、唾液中コルチゾール濃度で、森林環境と都市環境の間に有意差が認められ、いずれも森林浴の効果を支持していたことが報告されています。

一方、森林浴の医学効果における研究については、都内大手企業等に勤める35〜56歳の男性社員を被験者としたLiら[35]の研究があります。長野県上松町の森林セラピーロードを日中ゆっくりと散策し、2泊3日間滞在することで免疫能への効果を調べました。その結果、東京にいる時より、NK細胞の活性が高まると同時に、NK細胞が放出する3種類の抗がんタンパク質、パーフォリン・グランザイム・グラニューライシンがいずれも増加し、生体の抗がん能力も高まることが明らかにされました。また、森林浴の1週間後であってもNK活性は45％ほど高いまま維持され、1ヵ月後においても23％も高いことを示して、免疫能における効果の持続についても明らかにしています。また、男性を対象にした実験が多い中で、Liら[36]は東京都内の大学付属病院に勤める女性看護師を被験者として、長野県信濃町の森林セラピーロードにて、やはり2泊3日の森林浴実験を行っています。がん細胞やウイルスを殺傷するNK細胞の活性、NK細胞が放出する抗がんタンパク質のレベル、リラックス状態で減少する尿中アドレナリン等を測定した結果、免疫能は、森林浴1日目と2日目ならびに7日後にいずれも森林浴前より有意に高いNK活性を示し、女性においても免疫能を上昇させ、持続効果のあることがわかりました。また被験者の副交感神経が優位の状態で、濃度が低くなる尿中のアドレナリン濃度が減少することがわかり、森林浴でストレスが軽減したことを実証しています。

このように、私達の日々の生活圏である都市環境と森林環境を比較し、森林浴の身体的な効果を明らかにする取り組みが、近年、急速に行われています。その一方で、今後、森林浴に供するプログラムや森林環境を、多様な背景や感性、動機を有する個々の利用者に対して、より適切かつ効果的に提供していくためには、利用者の側の変動要因、たとえば森林への好みの影響や、性格特性が森林浴の身体的な効果にど

ような影響を与えているのかといった、任意の特性を有する集団―環境の因果関係の有無や度合いについて整理した研究の登場を待つ必要があるでしょう。また、人間を個別の群に分類して、環境との関係を調べる場合に、生理・医学データは身体的なエビデンスとしてもちろん大切ですが、森林環境を計画・意匠するという意味においては、言語化が可能で、具体的な判断材料になり得る心理的なエビデンスの有用性がより高いものと思われます。

2．心理的アプローチによる心理的効果の研究成果

そのような視点に即して考えると、心理的なエビデンスはとても重要です。したがって、森林浴の心理的な効果に焦点を当てて実施された研究も多く見られます。実際、関連した研究の系譜を見ると、身体的なデータを扱った研究よりも早く手が付けられ[37]、オンサイトにおける調査も、生理・医学的調査より先に行われているようです[38]。

また、森林浴の心理的な効果を調べた研究には、大きく2つのアプローチがあります。まず、森林浴の前後で気分の状態がどのように変化したのか、あるいは不安状態の変化を調べることで、五感を通じて享受された、森林環境の心理面への働きかけの特性や大きさを測定しようとするアプローチです。次に、被験者が森林内において体験する森林環境をどのように感じていたのかを調べることで、快適感などの直接的な効果を意味する評価だけでなく、身体的および心理的な効果をもたらした、森林側の環境要素を具体的な意味尺度に対する評価から把握しようとするアプローチです。

前者の主な測定手段として、気分プロフィールテスト（Profile of Mood Status；POMS）や状態－特性不安検査（State-Trait Anxiety Inventory；STAI）が使用されることが多いようです。また、後者の測定手段としては、使い勝手の良さから、Osgood（詳細は岩下[39]を参照）によって開発されたSD法（Semantic Differential Method；意味微分法）を、森林環境の評価に適した形容詞対を用いて作り直した調査票が用いられることが多いといえそうです。

また、森林浴の研究で、前者のアプローチに準じてオンサイトにて心理的なアプローチからその効果の検証が行われた研究は、生理測定がそうであったように、大平ら[30]の研究が初期の代表例といえそうです。大平らは、短期性の心理的変動において森林浴の効果は見られないとし、森林浴の効果は現時点で負荷されつつあるストレスへの反応というよりも、少なくとも、1日単位で緩やかに見られる性質をもつことを指摘しています。しかし、これは、森林環境での実験日の天候が悪く、気温も低い条件で行われた研究であり、実験の設定などにも課題が残されていたといえそうです。この後に大石ら[40]、井川原ら[41]、綛谷ら[42]などによって、15分～60分程度の比較的短時間の森林浴にも心理的なストレス低減効果があることが明らかにされています。

また、効果の持続性については、Moritaら[43]が、500人もの被験者を対象に、森林浴直後と、事後に日常生活に戻ってからの調査を比較した結果を報告しています。その他にも、森林浴によって、心理的安寧がもたらされ、その結果、不安感が減じるのではないかという仮説に基づいた知見として、馬場ら[44,45]の一連のSTAIを用いた研究があります。被験者の数が少ないなどの批判もありますが、森林浴によって、一時的な不安状態（状態不安）が改善されることを示すことで、森林浴に心理的な効果があることを示唆しています。

ここまでに紹介した研究は、基本的には森林環境内において実施され、調査票による測定は森林浴の前後で行われることが多いといえます。また、一部は生理的な測定指標と併用して用いられる場合もあります。

一方、身体的効果を調べたアプローチと同じく、我々が日常的に生活する都市部や他の環境

と森林環境を比較することで、森林浴の心理的効果を炙り出そうとする研究もあります。たとえば、著者ら[46]、綛谷ら[47]は都市環境と森林環境の光環境と温熱環境の違いに着目して、森林環境の方が都市環境よりも心理的に涼しく、快適な温熱環境であり、光環境においても、グレアが少ない眼にやさしい環境であることを示唆しています。また、落葉広葉樹林や常緑針葉樹林、常緑広葉樹林などの森林環境のタイプ（林相）の違いによって、森林浴の心理的な効果を調べようとした井川原ら[48]、綛谷ら[49]の研究があります。それらは、他の環境よりも森林環境が高い心理的効果をもたらすことを示唆しており、また、その中でも特に、明るい広葉樹林の効果が高いとしています。さらに、健常な成人ばかりでなく、幼児や高齢者を対象とした研究[50]もあり、それぞれに心理的な効果があることが報告されています。

以上のように、森林浴の心理的な効果に着目した研究においては、多方面のアプローチから研究が行われているといえそうです。しかし、いずれの成果も被験者がある範囲に統制されている点に特徴があります。その理由として、これまでは基本的な人間―森林環境の関係の原則を調べることに注視されてきたことが挙げられます。そのため、仮に変数を用いるにしても、年齢や性別、職業などの社会―人口統計学的な要因に限ることが多く、他の個人的・個別的な特性を考慮していませんでした。このように、身体的な研究と同じく、心理的な研究においても、やはりすべての被験者を最大公約数的に網羅する標準人間を想定して、研究が行われてきたといえそうです。

3. 残された課題

このように、森林浴に関する研究は、身体面・心理面より様々に行われ、それぞれに成果を得ているといえるでしょう。一方で海外に先んじて研究が進んだように思われる国内の森林浴研究ですが、今後のさらなる発展を見据えると、いくつかの課題が指摘できそうです。

まず、これまで行われた研究では、森林浴の効果やその特徴を浮き彫りにするために、比較対象として、あえて日常生活の場である都市環境が用いられることが多かったように思います。しかし、仮に森林浴の効果が、環境を変えることで、身体的・心理的にリラックスするような転地効果に類するものであるならば、森林環境でなくとも、他の海岸や草原などの他の自然環境、または農地などの二次的自然環境、あるいは人工的に森林環境を模した施設などにおいても同様の効果が得られるのではないか、という疑問については、（独）森林総合研究所の研究プロジェクトにより明らかにされつつあります。

次に、一般に森林環境は、数多くの要因によって度々の環境が構成されており、大変な複雑系です。つまり、その時々で全く同じ環境はあり得ません。しかし、同じことは、それを利用する人間の側についてもいえそうです。これは、仮に、たとえ全く同一の森林環境を体験できたとしても、利用者各自が抱える目的や、個人のこれまでの経験および性格的な特性、森林に対する興味や嗜好の度合いといった、個人の有する諸特性によって、享受される森林浴の効果に差異が生じる可能性が指摘されています。この点については、恒次ら[51]、小山ら[52]がその存在を指摘していますが、個人の有する諸特性自体が、大変な複雑系であることから、大体にして、諸特性の"何を"代表的な指標として考えればよいのか、あるいは森林浴の効果との関係性を"どのように"調べればよいのかに関する議論が進んで来ませんでした。もちろん、これまでは、森林浴の効果そのものの有無を調べ、科学的なエビデンスを導くことの方が、個々人に応じた森林浴の提供という現場への展開よりも優先事項だったことも大きな理由として挙げられるでしょう。

しかし、森林浴の身体的効果および心理的効果の存在が明らかになりつつある現在、次のステップとして、これまでの研究結果をどのよう

に、個々人のニーズや諸特性に対応させ、どのようにより効果的な森林浴を可能とさせる諸計画に反映させたらよいのかという難問に向き合う研究の必要性が急速に高まっているといえるでしょう。

4. 森林浴と心身相関

このような過去の研究を振り返りつつ、本書ではこれまで行われてきた医学・生理学的なアプローチ、または心理学的なアプローチに加え、心身健康科学（人間のこころとからだの有機的な関連性を科学的に解明しようとする学問領域）の視点に立ち、特に心理的効果に着目した議論を行います。少し前でも触れましたが、ここで、心理的効果に着目するのは、実際の森林浴に関わるプログラムや環境の整備には、心理的な知見および情報は解釈が容易で、意匠や計画に反映しやすく、現場レベルでとても有用であること、また個人特性による分類では、生理的な差異の測定および抽出が非常に困難なことを想定したからです。すなわち、Cannon & Bard 説（情動が生起した後に、生理的変化が生じるとする説)[53)] を採用し、まずは、心の状態を知ることで、身体的な変動についても予見しようとする立場にあるといえるでしょう。

一方、心身健康科学におけるキーコンセプトである心身相関（心と身体の間の有機的連関）にも着目していきます。ここでの心身相関は、混同を避けるため、前述の"心の状態を知ることで身体的な変動を予見する"という意味ではなく、森林内での活動に視点を当て、"活動の心理的側面（静的な活動である座観）と身体的側面（動的な活動である歩行）の2つの側面から、それぞれの活動ごとに個人特性が森林浴の心理的効果に与える影響について調べる"という意味に限定して用いることにしたいと思います。

図21のように、本書では心身相関をキーコンセプトとし、心身健康科学のアプローチに倣い、個人特性が森林浴の心理的効果に与える影響を心理（こころ）および身体（からだ）に関わる活動別に調べることで、健常者の心理的な健康状態の維持および増進、回復に寄与しようとする先駆的な試みを行うことになります。

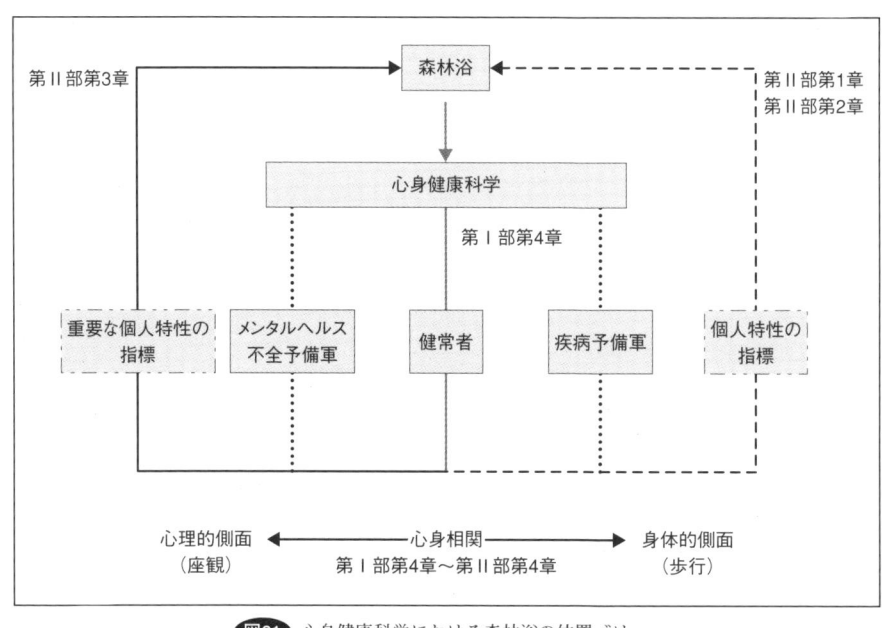

図21 心身健康科学における森林浴の位置づけ

本書では、心身健康科学のアプローチを通じて森林浴を扱う。被験者は健常者である。第Ⅰ部第4章では健常者一般を対象に、第Ⅱ部第1章および第Ⅱ部第2章では複数の個人特性の指標を、第Ⅱ部第3章では重要な個人特性の指標（神経症傾向）に絞り込み、心身健康科学の視座から、森林環境の印象評価や森林浴の心理的効果との関係を調べる。

第3章 オンサイト実験における森林浴のストレス低減効果

A　調査概要

　第4章で実験結果について詳しく触れますが、その前にここではオンサイトにて行われた実験の様子と、心理的なストレス低減効果を調べるために用いられた調査票などがどのようなものであったのかについて説明するため、2008年の7〜9月にかけて3ヵ所の森林調査地で行われた、森林浴実験の調査方法等についてご紹介したいと思います。

1．調査対象者

　被験者となったのは、全て実験の公募に応募してきた、調査地近郊の大学に通学する20代前半の男子大学生、および大学院生です。このように、被験者を20代の男子学生に限定した理由は、被験者側の性別や年齢、職業などの属性を統制して、属性によって結果に差異が生じる可能性を減じるためです。

2．調査対象地

　また、対象とした森林調査地は、A県X市の針広混交林（図22）、B県Y町の大径木の針葉樹人工林（図23）、C県Z村の落葉広葉樹林（図24）です。どの調査地も、実験のために1.0km〜1.7kmほどの、比較的平坦で歩きやすく、よく整備された森林散策コースを歩行の実験コースとして設定しました。また、座観（椅子に座って景色を眺める）場所として、歩行コースの近辺で、独立行政法人森林総合研究所に所属する、森林学および造園学を学び、環境設計に熟達した専門家が、各調査地の林相を代表する環境として選んだ見晴らしの良い場所を設定しました。

　一方、森林調査地の比較対照、すなわちコントロールとするべく、都市調査地をX、Y、Zの各調査地に設定しました。それぞれを人通りの多いJRの地方都市の玄関駅前を選択し、座観および森林環境とほぼ同距離の歩行コースを設定しました。

　また、以降の分析においては、調査地が異なる森林環境をまとめて扱いますが、その主な理由は、"森林"も"人間の心理"も非常に多く（多変量）の要因によって成り立つ物象であることに由来します。一般に、任意の2つの対象の関係を調べる場合には、双方が多変量のままだといたずらに議論が複雑になり、関係性の本質を見失う危険性があります。したがって、人間の側に着目し、議論をわかりやすくするためには"森林"の側の変動要因を可能な限り減じ、抽象化しておくことが必要になります。

　そこで、今回は、落葉広葉樹林、常緑針葉樹林、針広混交林といった、代表的な国内の森林を調査地として選定し、集合的に扱うことで、森林を抽象化することにしました。さらに、歩行コースの設定の際には、快適な森林浴を可能とするために、①傾斜がないこと、②下草を手入れすること、③除伐して見通しを良くすることなどの整備ガイドラインを設けて、森林浴実験をする前に、調査地の存在するX市、Y町、Z村の職員に整備を行ってもらい、可能な限り調査地間の実験環境の類似性を担保するように努めました。

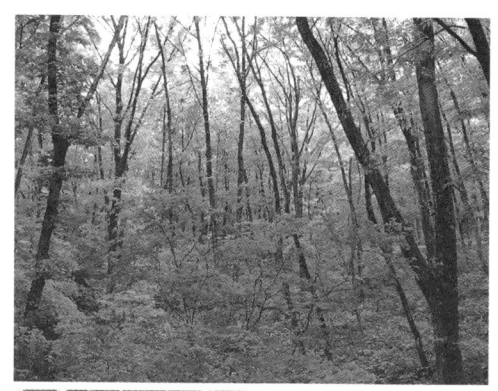

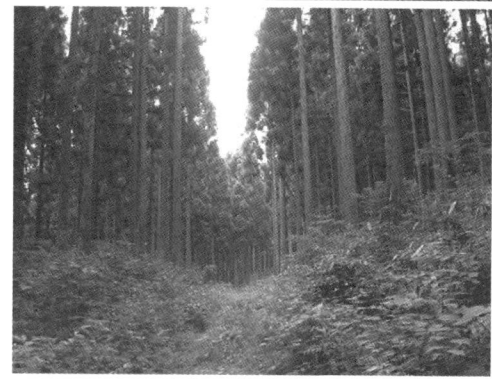

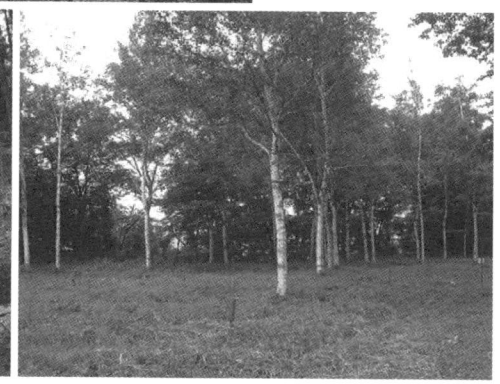

図22 X市の針広混交林
調査地の林相は、シラカンバの二次林とスギの人工林から構成されていた。

3. 調査スケジュール

実験日は全て晴天でした。調査の概要を**表3**に示します。また、被験者は実験1日目から終了までホテルに宿泊し、同じ食事を摂ってもらいました。実験1日目の午後に、森林環境と都市環境にて待機室、測定場所の下見を行い、その後、被験者にランダムな番号を振り分け（1〜10番、または11番、12番まで）、5〜6名ずつ2群に分けました。また、2日目からの実験については、森林環境や都市環境における一般的な行動を想定し、歩行と座観の活動を取り入れ、10〜12人ずつ2日間にわたり実施しました。2日間にしたのは、2群をそれぞれ森林調査地と都市調査地で入れ替え、環境を体験する順番の効果を相殺するためです。期間中の実験および調査スケジュールを図25に示します。各被験者に森林調査地および都市調査地に設定したコースで15〜25分間散策（歩行）してもらい、その後、定められた地点で約15分間、森林環境および都市環境の風景を眺めて（座観）もらいました（図26、27）。実際の実験の流れについては、図28に示します。

B 心理的効果の測定

森林浴のストレス低減効果や森林環境の印象、森林浴の最終的な感想などを測定するためにPOMS、SD法、感想アンケートの3つの調査票を用いた調査を実施しました。それぞれの調査票の特徴は以下の通りです。

1. ストレス低減効果（POMS）

被験者の気分を調べるために、"感情プロフィール検査（Profile of Mood States；POMS）"を

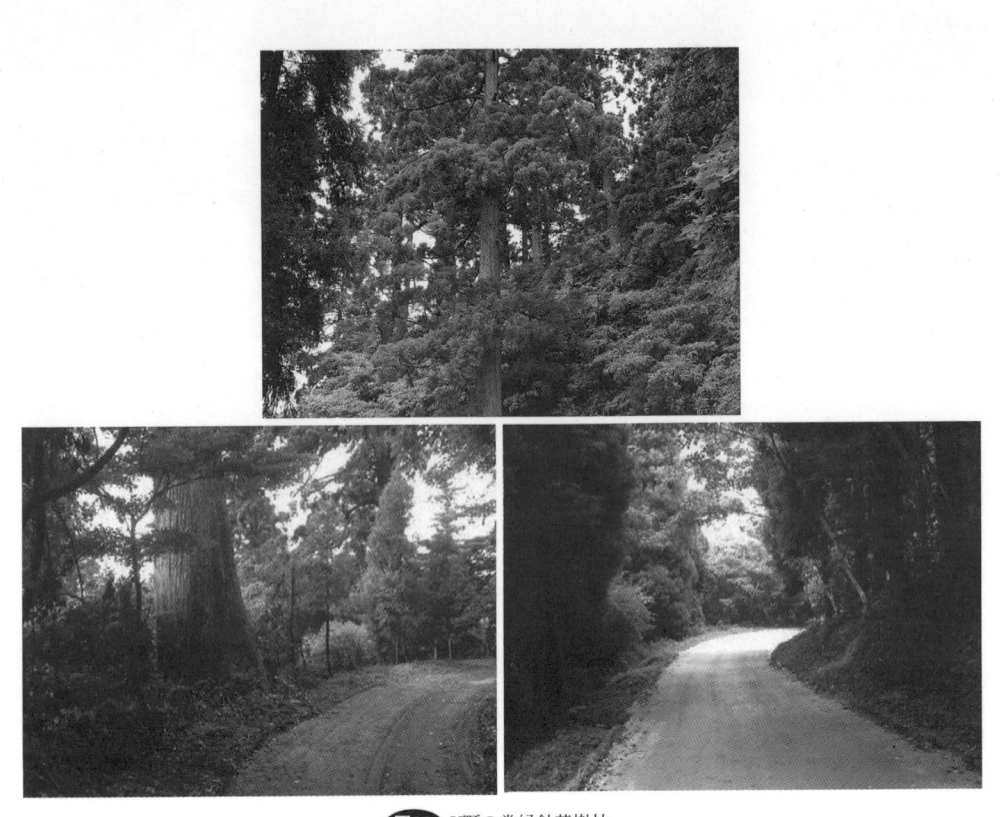

図23 Y町の常緑針葉樹林
調査地の林相は主にスギの人工林で構成されていた。

実施しました。POMSは、対象者がおかれた条件により一時的な気分、感情の状態を測定するのに優れた特徴を有した調査票です。「緊張―不安」「抑うつ―落込み」「怒り―敵意」「活気」「疲労」「混乱」の6つの気分尺度を同時に評価することが可能です。今回はPOMS短縮版を用いましたが、これは65項目版（正規版）と同様の測定結果を提供しながらも、項目数を30に削減することにより対象者の負担感を軽減し、短時間で変化する介入前後の気分や感情の変化を測定することが可能といわれています。

2. 森林環境の印象評価（SD法）

実験中、森林環境の印象を評価するために、実験後にオンサイトにて、"SD法"による印象評価実験を行いました。SD法は、前述のように、Osgoodら（岩下[39]）によって開発された心理測定方法の1つで、印象・イメージなどの測定に適するとされる手法です。色彩などの心理効果や、商品のイメージ調査などに広く使用され、建築、都市工学の分野でも空間体験の結果として生じる心理反応を捉える手法として、広く応用されています。近年では、これまで視覚中心だった項目に加えて、他の嗅覚・触覚など五感に関わる項目が採用されており[54～56]、森林環境全般の印象を捉えようとする研究目的に適切な手法であると考えました。そこで、今回の実験では、森林環境に対する心理反応を調べるのにふさわしいと考えた25項目の形容詞対を採用し評価尺度として設定しました。さらに測定スケールには7件法を用いて調査票の作成を行いました。

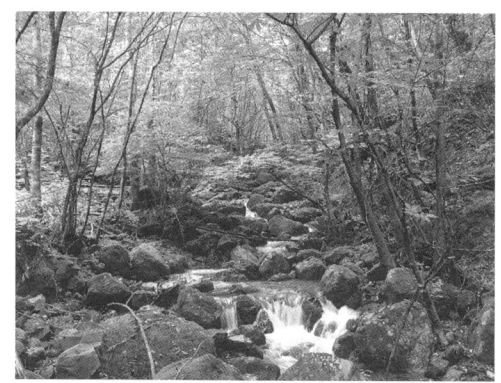

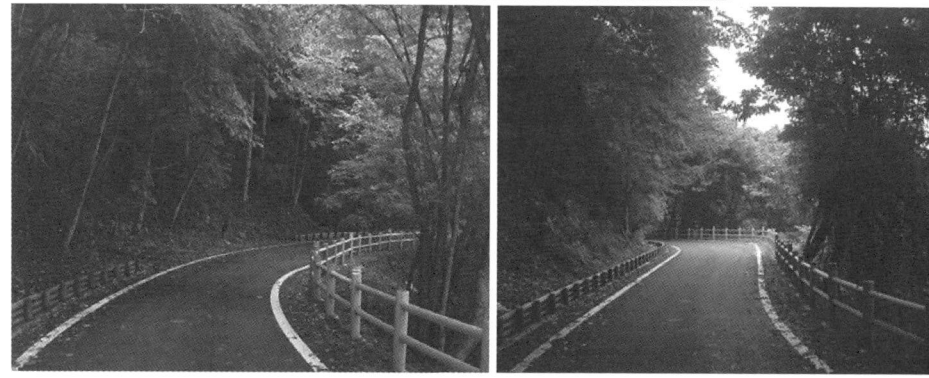

図24 Z村の落葉広葉樹林
調査地の林相は主にカエデ類、ミズナラなどの落葉広葉樹林で構成されていた。

表3 調査の概要

調査地	A県X市	B県Y町	C県Z村
調査日	7月15・16日	7月30・31日	9月2・3日
天候	晴天	晴天	晴天
林相	針広混交林	針葉樹人工林	落葉広葉樹林
調査対象者年齢 (標準偏差)	21.7（±1.6）	21.8（±1.1）	22.3（±1.4）
歩行距離	1km	1km	1.7km
被験者数（n）	10	12	11

コントロールとして設定した都市環境においても、森林環境と同じ実験を行った。森林環境と被験者を常に2つの群に分けて同時実験を行ったため、調査日、天候、被験者（数）、被験者平均年齢、歩行距離は同じである。A県X市はJR富山駅前、B県Y町はJR博多駅前、C県Z村はJR高崎駅前にそれぞれ都市調査地を設定した。

3. 森林浴後の感想（感想アンケート）

被験者の森林浴後の最終的な感想について調べるために、"感想アンケート"を作成しました。調査の狙いは、これまでのいくつかの研究から、森林浴によってとても落ち着いた気持ちになったという人達と、ワクワクした気持ちになったという人たちがいること、すなわち、体験する人によって、感想が異なる可能性があることが示唆されていました。そこで、今回の調査では、"非常に落ち着いた"から"非常にワクワクした"

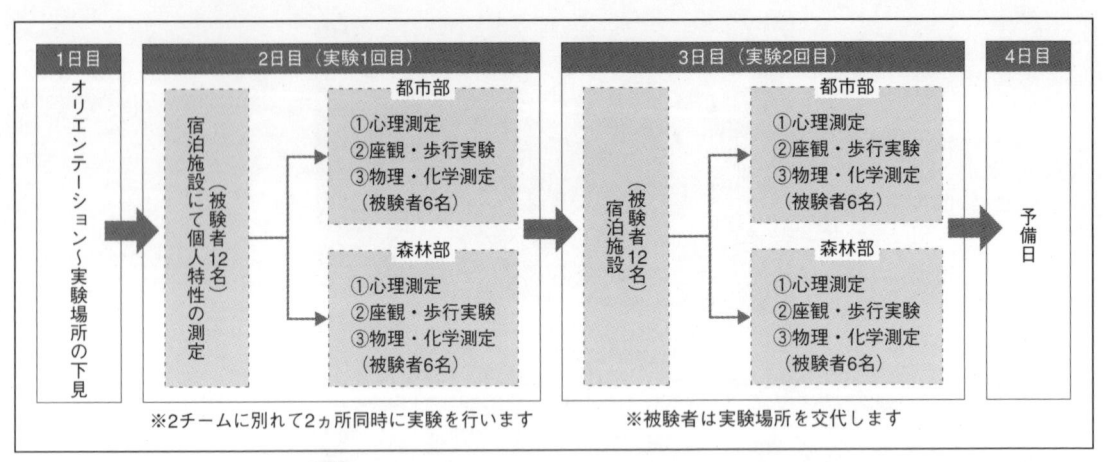

図25 実験および調査スケジュール（実験期間全体の動き）

実験および調査は3日間（4日目は予備日）をかけて行った。12名の被験者を2群に分け、2日目、3日目に森林部（森林調査地）、都市部（都市調査地）にそれぞれ両群をクロスして調査を行った。
http://www.fo-society.jp/certification/を参考に作成

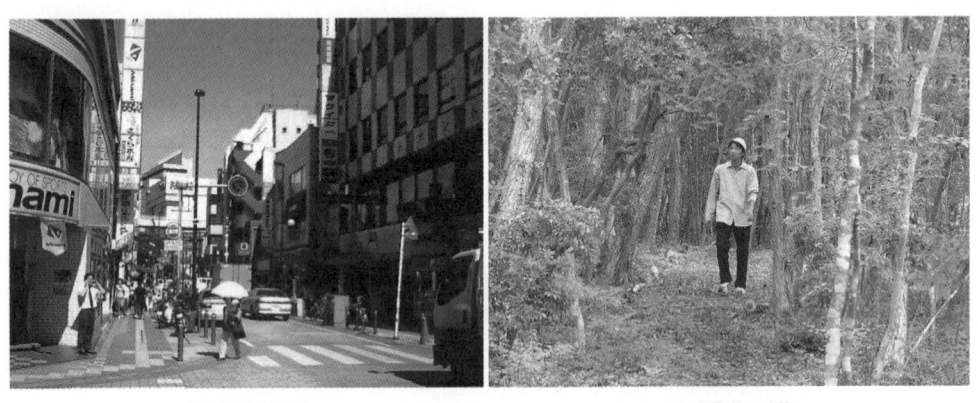

都市環境の風景　　　森林環境の風景

図26 歩行実験の例

までを7段階に区切ったアンケート用紙を作成し、全ての実験が終わった後に、森林調査地および都市調査地にある控え室に戻ってから回答してもらいました。

C　個人特性の測定

本書の後半では、森林浴の心理的効果に個人特性がどのように関係するのかを明らかにしようとする試みを行いますが、個人特性の把握を、大きく複数の視点から把握することにしました。具体的には、①知識・経験、②性格特性、③自己効力感、④価値観・関心の4つの視点です。それぞれについて、簡単に以下に説明します。

1．知識・経験（プロフィールアンケート）

知識・経験を調べるために、プロフィールアンケートを作成しました。プロフィールアンケートでは、森林との関係性の履歴などについて調べるために、森林に対する嗜好性や興味、知識量などや自然にふれる機会などについて、各

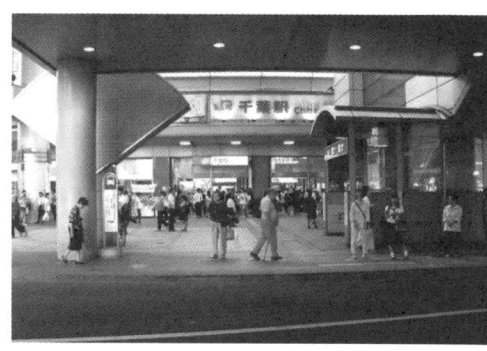

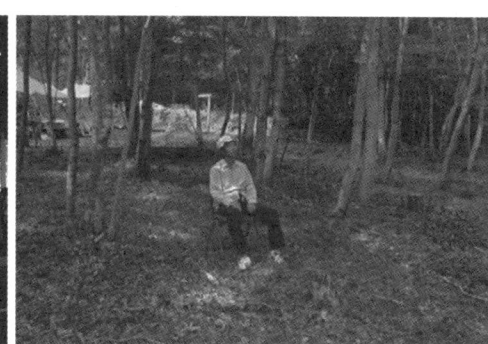

都市環境の風景　　　　　　　　　　　森林環境の風景

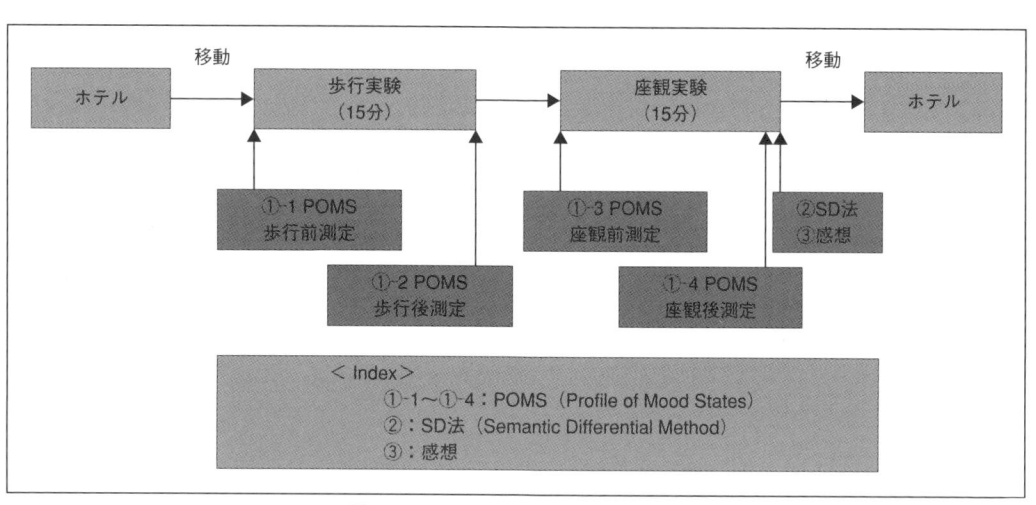

図27 座観実験の例

図28 実験および調査スケジュール（一日の動き）

POMSはオンサイトで歩行前後と座観前後の計4回測定している。SD法、感想アンケートについては、座観後にオンサイト（SD法）または現場周辺の控え室（感想アンケート）にて回答を求めた。

被験者に回答を求めます。表4に示すように、過去の自然にふれた機会については、特に7～12歳の小学生時代に自然から受ける影響が大きいと考えたことから、小学生時代については1・2年生を低学年、3・4年生を中学年、5・6年生を高学年として、2学年ごとに3区分して調査に用いることにしました。

2. 性格特性（Neo-FFI；Neo Five Factor Inventory）

性格特性を調べるため、Neo-FFIという市販の調査票を使用しました。Neo-FFIとは、健康な人の性格特性を測定するために、看護などの臨床の現場などでよく用いられる調査票です。性格の5つの主要な次元である神経症傾向（Neuroticism）、外向性（Extraversion）、開放性（Openness）、調和性（Agreeableness）、誠実性（Conscientiousness）を60項目、5件法によって

C 個人特性の測定

表4 プロフィールアンケートの内容と数量化の方法

個人特性の調査票	調査の目的	個人特性の指標	摘要
プロフィール調査票	調査対象者の森林に対する好みや居住地の自然環境などの個人的な経験や履歴等を調べる	森林が好きかどうか	1：非常に嫌い、2：嫌い、3：やや嫌い、4：どちらでもない、5：やや好き、6：好き、7：非常に好き、として得点化
		森林に対する興味	1：全くない、2：ほとんどない、3：やや興味がある、4：興味がある、5：非常に興味がある、として得点化
		森林に対する知識量	1：知識がない、2：あまり知識がない、3：どちらでもない、4：ある程度知識がある、5：非常に知識がある、として得点化
		過去に自然にふれた機会	1：毎日〜5：ほどんどないの5段階で「小学校低学年」「小学校中学年」「小学校高学年」「中学校」「高校」ごとに得点化して集計
		過去の居住地周辺のみどりの量	1：非常に少ない、2：少ない、3：やや少ない、4：ほぼ同じ、5：やや多い、6：多い、7：非常に多い、として得点化
		現在の自然にふれる機会	1：減った、2：やや減った、3：変わらない、4：少し増えた、5：増えた、として得点化
Neo-FFI (Neo Five Factor Inventory)	調査対象者の性格特性について把握する	神経症傾向（Neuroticism）外向性（Extraversion）開放性（Openness）調和性（Agreeableness）誠実性（Conscientiousness）	健康な人の性格特性を測定するために、臨床の現場などで用いられる。性格の5つの主要な次元である神経症傾向（Neuroticism）、外向性（Extraversion）、開放性（Openness）、調和性（Agreeableness）、誠実性（Conscientiousness）の5尺度を60項目・5件法によって測定する
GSES (General Self-Efficacy Scale)	調査対象者の自己効力感に関する考え方を把握する	失敗に対する不安行動の積極性能力の社会的位置付け	16項目かつ2件法の調査票によって、「行動の積極性」、「失敗に対する不安」、「能力の社会的位置づけ」の3尺度から自己効力感（Self-Efficacy）を調べる
TBS-test (Thompson and Barton Scale-test)	調査対象者の環境価値観、関心度について把握する	生態系中心主義性人間中心主義性環境無関心	3尺度が設定されており、25の設問に7段階の尺度（1：非常にあてはまらない〜7：非常にあてはまる）で回答を求めることで、環境に対する関心度と環境価値観について調べる

プロフィール調査票の項目として、"森林が好きかどうか"、"森林に対する興味"、"森林に対する知識量"、"過去の自然にふれた機会"、"過去の居住地周辺のみどりの量"、"現在の自然にふれる機会"の6つを選び個人特性の指標とした。項目の選択には、既往研究やプレテストの結果を参考にし、森林浴の心理的効果に関係がありそうなものを選出した。

測定します（表4）。

3．自己効力感（GSES；General Self-Efficacy Scale）

GSESとは、自己効力感（セルフ・エフィカシー）を査定するための代表的な調査票の1つです。自己効力感とは、Bandura（詳細は坂野[57]を参照）によって提唱された概念で、自分自身がやりたいと思っていることの実現可能性に関する知識、あるいは自分にはこのようなことがここまではできるものであろうという考えのことです（表4）。GSESでは、16項目かつ2件法によって、行動の積極性、失敗に対する不安、能力の社会的位置づけの3尺度を調べることが可能です。また、その3尺度から総合的に一般的自己効力感を調べることが可能です。

4．価値観・関心（TBS-test；Thompson and Barton Scale-test）

TBS-testは、Thompsonら[58]によって開発され、Bjerkeら[59]によって改良されたアンケートで、被験者が自然環境に対してどのような関心や価値観を懐いているのかを調べることが可能です。海外ではKaltenbornら[60]の北欧や、Schultzら[61]などの米国の研究者によって用いられており、国内では著者ら[62]がその有用性を示しています。自然環境への価値観を調べる尺度として生態系中心主義性、人間中心主義性の2つが、また、自然環境への関心度を調べる尺度として環境無関心が設定されており、合計3つの尺度について、25項目かつ7件法で作成された本調査票によって調べることが可能です（表4、5）。

表5 TBS-testの設問項目と区分

項目	質問内容	指標
1	人口の増大によって、開発のために自然が破壊されることは望ましくない。	○
2	私は自然の中で、特に何もせず過ごすことを楽しいと感じる。	○
3	熱帯雨林の喪失によって、新しい発見ができず新薬の開発が制限されることは困る。	●
4	開発のために伐採された森林を見ると悲しくなる。	○
5	大抵の自然保護主義者は悲観的で、かなり偏った考え方であると思える。	×
6	私は動物園で見る動物よりも、野生の動物のほうが好きだ。	○
7	キャンプの良いところは、お金のかからないレクリエーションであることだ。	●
8	環境問題に多大な関心を持つことは難しい。	×
9	自然の中で癒される時間は必要である。	○
10	森林伐採に関して心配なことは、将来世代に十分な木材を残せないことである。	●
11	色々うまくいかない時、自然の中に出かけると居心地がよい。	○
12	私は環境問題に関心がない。	×
13	川や湖をきれいに保つのは、人々がウォータースポーツを楽しめる場所を設けるためだ。	●
14	自然環境の保存や、環境汚染の減少、天然資源の保全を行うプロジェクトに反対である。	×
15	破壊された自然を見ると悲しくなる。	○
16	自然保護の重要な目的は、人間が生き残るためである。	●
17	リサイクルの良いところは、お金を節約できることである。	●
18	自然は、人間の幸福や喜びの創出に重要な貢献をしている。	●
19	自然保護について、今まで強調されすぎている。	×
20	資源の保存をするのは、われわれのクオリティーを保つためだ。	●
21	自然の中に出かけて行くことは、素晴らしいストレス減少効果がある。	○
22	自然保護の重要な目的は、生活レベルを持続させるためである。	●
23	自然保護の重要な目的は、手つかずの自然地域を保全するためである。	○
24	生活のクオリティーが保たれる限り、継続的な土地の開発は良いと思う。	●
25	私には、動物が人間のように思えてくるときがある。	○

TBS-testは生態系中心主義性（10問）、人間中心主義性（10問）の2指標から環境に対する価値観を、環境無関心（5問）から逆説的に環境に対する関心度を測定することが可能である。項目と指標の対応は、○＝生態系中心主義性、●＝人間中心主義性、×＝環境無関心である。

高山範理，喜多　明，香川隆英：生活域の自然環境が身近な森林に対するふれあい活動・管理活動に与える影響．ランドスケープ研究70（5），p585-590，2007

第4章 森林浴のストレス低減効果の検証

　私たちが森林環境からストレス低減効果を享受できるのは、森林環境を構成する様々な物理的な環境要素が、五感を通じて知覚され、その結果として、その効果がもたらされるという系を想定することで、理解が可能になります。したがって、森林浴のストレス低減効果について検証するより前に、まず森林浴実験を行った森林内の物理的な環境がどのような様子であったのかについて整理し、次に、森林環境の印象評価および森林浴のストレス低減効果について都市環境との比較の観点から検証したいと思います。

A　森林の物理環境要因

　森林環境の内部は、樹木の枝葉によって直射日光が遮られます。また、葉からの蒸散や土壌からの水分蒸発が森林内の大気中の熱を奪うために、森林外と比較して気温が低く涼しいことが知られています。このように、森林浴の効果を調べるためには、どのような環境条件の下で、測定された森林浴の効果が得られたのかを把握しておくことがとても大切です。そこで、ここでは、森林調査地と都市調査地を対照して、全調査地における物理的な環境要因の測定データを整理しておきたいと思います。

　環境調査の測定指標としたのは、音圧、温熱環境、相対照度、絶対照度、大気圧、空気負イオン（いわゆるマイナスイオン）の6つです。以上の測定指標のそれぞれについて、森林および都市調査地における実験の実施時に、並行して、朝9時から夕方16時までの間に測定を行いました。ここで、また、絶対照度（Lux）と相対照度（％）という2つの照度の指標は、前者が調査地で照度計によって直接測定される絶対的な照度であるのに対して後者は、森林学の分野でよく用いられる測定指標で、裸地と比較した場合の森林内の相対的な明るさを意味しており、パーセンテージ（％）で表されます。その他に、温熱環境とは、調査地の気温（℃）、相対湿度（％）、輻射熱（℃）、風速（m/s）を測定したもの、音圧とは、調査地の音の圧力を騒音計（単位：dB）で測定したもの、大気圧とは、調査地の実験時の気圧（hPa）を測定したもの、空気負イオンとは、調査地の空気に含まれる陰イオン（×1000個/cc）を測定したものです。

　まず、**表6**は相対照度（森林環境のみ）、**表7**は絶対照度の測定結果です。まず、**表6**を見ると、針葉樹の森であったY町では、相対照度が30％以下になっていますが、落葉広葉樹の森で

表6 相対照度の測定結果

測定場所		森林環境	
	測定日	1日目	2日目
X市	n	15	15
	平均値（％）	37.6	37.1
	標準偏差（±）	19.97	15.21
Y町	n	15	15
	平均値（％）	25.9	29.3
	標準偏差（±）	10.52	14.54
Z村	n	15	15
	平均値（％）	34.0	33.6
	標準偏差（±）	14.04	18.53

落葉広葉樹の森林であったZ村、針広混交林であったX市は、上空が開けていることもあり相対照度が高い。スギの針葉樹林であったY町では、26～29％であるが、垂直に高く成長する針葉樹林の林冠は覆われがちのため、針葉樹林としてはかなり明るい森林であったといえる。

表7 絶対照度の測定結果

測定場所		森林環境		都市環境	
	測定日	1日目	2日目	1日目	2日目
X市	n	31	33	30	24
	平均値（Lux）	14470.3	3453.1	109093.3	74758.3
	標準偏差（±）	8605.6	3084.0	17272.9	27238.5
Y町	n	31	31	28	39
	平均値（Lux）	11806.4	7491.9	40332.5	26609.7
	標準偏差（±）	17257.3	12751.3	38516.2	24530.0
Z村	n	50	41	34	34
	平均値（Lux）	5599.4	4354.8	47150.0	67661.5
	標準偏差（±）	4540.1	3783.7	31158.1	29913.9

都市環境と比較して、森林環境にて測定される照度の値は 1/20〜1/4 程度と相当程度低い。また、標準偏差の値からわかるように、照度のバラつきも小さく、不快グレア等の発生しにくい、相対的に快適な光環境だったといえる。

あったZ町、針広混交林であったX市では、約34〜38％と、各森林調査地の環境（森林環境）は、手入れの行き届いた非常に明るい環境であったことがわかります。また、**表7**を見ると、都市環境に比較して、森林環境の絶対照度はかなり低く、標準偏差も小さいことがわかります。少なくとも夏季においては、森林環境は、都市環境に比較して、相対的に低照度なのでグレアの発生しにくい、穏やかな光環境にあるといえそうです。

また、**表8**の温熱環境の比較を見ると、森林環境は、都市環境と比較して相対的に、気温と輻射熱が低く、湿度が高く、風の穏やかな環境であることがわかります。特に気温や輻射熱が都市環境よりもかなり低いことから、相対的に温熱環境としても快適な環境であったといえそうです。

さらに、**表9**の音圧に関する比較を見ると、X市、Y町では森林環境の音圧レベルは、都市環境と比較して、相対的に低いのですが、Z村については都市部とほとんど変わらない音圧レベルにあることがわかります。森林環境で予想外にdBの値が高かったのは、セミの影響によるものと思われます。一般的に音圧は60dBを超えると、かなりうるさく感じられるようですが、森林環境のセミの鳴き声は、心理的な騒音感には繋がらないという政木ら[63]の研究があることも覚えておきたいところです。

最後に**表10**の大気圧の比較結果を見ると、森林環境は、都市環境よりも相対的に気圧が低い結果になっています。これは、森林調査地がいずれも平地から離れ、標高の高い山地に位置していたからだと思われます。また、空気負イオンの比較結果ですが（**表11**）、いわゆるマイナスイオンについては、森林環境のほうが多く測定されることもあれば、逆のこともあり、明確な傾向は見出されませんでした。

以上が、実験時の森林環境および都市環境の物理的な環境要因の測定結果です。

B 調査地の印象評価（森林環境―都市環境）

それでは、次に、そのような森林環境に対する印象評価がどのようなものであったのかについて、X市、Y町、Z村で行った実験結果をまとめて検討してみたいと思います。**図29**に全調査地、計33名の被験者によって評価された森林環境と都市環境に対する印象を整理しました。

一見して、森林環境と都市環境に対して懐く印象が、かなり異なることがわかるかと思います。森林環境では、美しく快適であり、安心で親しみやすいというポジティブな印象を多く懐くのに対して、都市環境では、人工的で騒がし

表8 温熱環境の測定結果

	項目	測定場所	測定日	n	平均値	標準偏差（±）
X市	気温（℃）	森林	1日目	42	24.9	0.77
			2日目	38	26.8	0.77
		都市	1日目	42	27.9	0.88
			2日目	41	30.3	1.35
	湿度（％）	森林	1日目	42	80.4	2.13
			2日目	38	72.6	3.78
		都市	1日目	42	71.3	3.78
			2日目	41	63.6	3.88
	輻射熱（℃）	森林	1日目	42	29.8	2.83
			2日目	38	32.7	3.10
		都市	1日目	42	30.7	4.01
			2日目	41	33.0	4.43
	風速（M/S）	森林	1日目	42	0.54	0.30
			2日目	38	0.63	0.29
		都市	1日目	42	1.32	0.70
			2日目	41	1.18	0.67
Y町	気温（℃）	森林	1日目	42	26.3	0.65
			2日目	38	27.0	1.16
		都市	1日目	40	32.2	0.61
			2日目	40	32.4	0.61
	湿度（％）	森林	1日目	42	85.1	3.50
			2日目	38	82.9	5.44
		都市	1日目	40	64.9	3.31
			2日目	40	62.1	2.20
	輻射熱（℃）	森林	1日目	42	26.2	1.16
			2日目	38	27.4	1.73
		都市	1日目	40	39.2	3.77
			2日目	40	37.6	3.55
	風速（M/S）	森林	1日目	42	0.54	0.17
			2日目	38	0.53	0.27
		都市	1日目	40	2.04	0.90
			2日目	40	1.82	0.90
Z村	気温（℃）	森林	1日目	42	17.9	0.29
			2日目	40	19.6	0.63
		都市	1日目	41	29.6	1.50
			2日目	40	31.8	1.93
	湿度（％）	森林	1日目	42	96.2	2.04
			2日目	40	93.7	3.59
		都市	1日目	41	66.7	6.49
			2日目	40	56.7	7.02
	輻射熱（℃）	森林	1日目	42	18.0	0.38
			2日目	40	19.7	1.01
		都市	1日目	41	37.4	7.24
			2日目	40	40.5	9.29
	風速（M/S）	森林	1日目	42	0.18	0.08
			2日目	40	0.19	0.10
		都市	1日目	41	1.55	0.90
			2日目	40	1.51	0.83

都市環境と比較して、森林環境にて測定される気温は最大で15℃程度、輻射熱は最大で20℃程度低い。また（相対）湿度は森林環境の方が高く、あまり風が強くないという特性がある。

表9 音圧の測定結果

	測定場所	森林環境		都市環境	
	測定日	1日目	2日目	1日目	2日目
X市	n	27,274	26,747	26,328	25,645
	平均値（dB）	38.4	38.3	64.2	64.4
	標準偏差（±）	7.06	7.35	3.00	3.37
Y町	n	28,298	24,453	26,433	26,506
	平均値（dB）	48.5	48.4	71.2	71.0
	標準偏差（±）	3.12	2.94	3.23	3.23
Z村	n	27,245	26,176	23,906	26,076
	平均値（dB）	64.3	62.8	65.9	66.1
	標準偏差（±）	0.18	2.43	4.24	4.18

都市環境と比較して、森林環境にて測定される音圧は相対的に低い。しかし、時期によっては、セミ等の鳴き声によって、都市環境と同程度の騒音レベルになることもある。標準偏差の値などから、その時期の森林環境では時間的な断絶なく、高い騒音レベルであることが判読可能である。

表10 大気圧の測定結果

	測定場所	森林環境		都市環境	
	測定日	1日目	2日目	1日目	2日目
X市	n	17	12	16	16
	平均値（hPa）	947.2	943.4	1006.9	1002.4
	標準偏差（±）	3.41	0.29	7.48	11.91
Y町	n	17	15	17	14
	平均値（hPa）	961.3	963.5	1011.0	1013.5
	標準偏差（±）	18.52	18.68	0.96	0.55
Z村	n	17	15	15	16
	平均値（hPa）	881.5	880.0	993.3	992.7
	標準偏差（±）	1.77	0.34	3.24	0.96

都市環境と比較して、森林環境にて測定される大気圧は相対的に低い。これは都市環境が盆地や河川傍の低地にあるのに対して、国内の森林環境は、大抵の場合は標高の高い（気圧が低くなる）山岳地に存在することが主な理由である。

表11 空気負イオンの測定結果

	測定場所	森林環境		都市環境	
	測定日	1日目	2日目	1日目	2日目
X市	n	6	8	7	7
	平均値（×10^3個/cc）	1.51	1.15	1.26	1.23
	標準偏差（±）	0.21	0.38	0.27	0.25
Y町	n	7	7	7	7
	平均値（×10^3個/cc）	0.87	0.56	0.63	0.92
	標準偏差（±）	0.07	0.09	0.08	0.06
Z村	n	8	8	1	7
	平均値（×10^3個/cc）	1.68	1.97	0.87	0.80
	標準偏差（±）	0.30	0.19	0.00	0.14

測定の結果、都市環境と比較して、森林環境にて測定される空気負イオンの数には、あまり大きな差が見られなかった。森林環境においても、水の流れのある場所や滝のそばなどでは、多くの空気負イオンが観測されるという報告はあり、筆者らも実測して確認しているが、それ以外の森林環境においては、都市環境とあまり変わらない可能性がある。

B 調査地の印象評価（森林環境―都市環境）

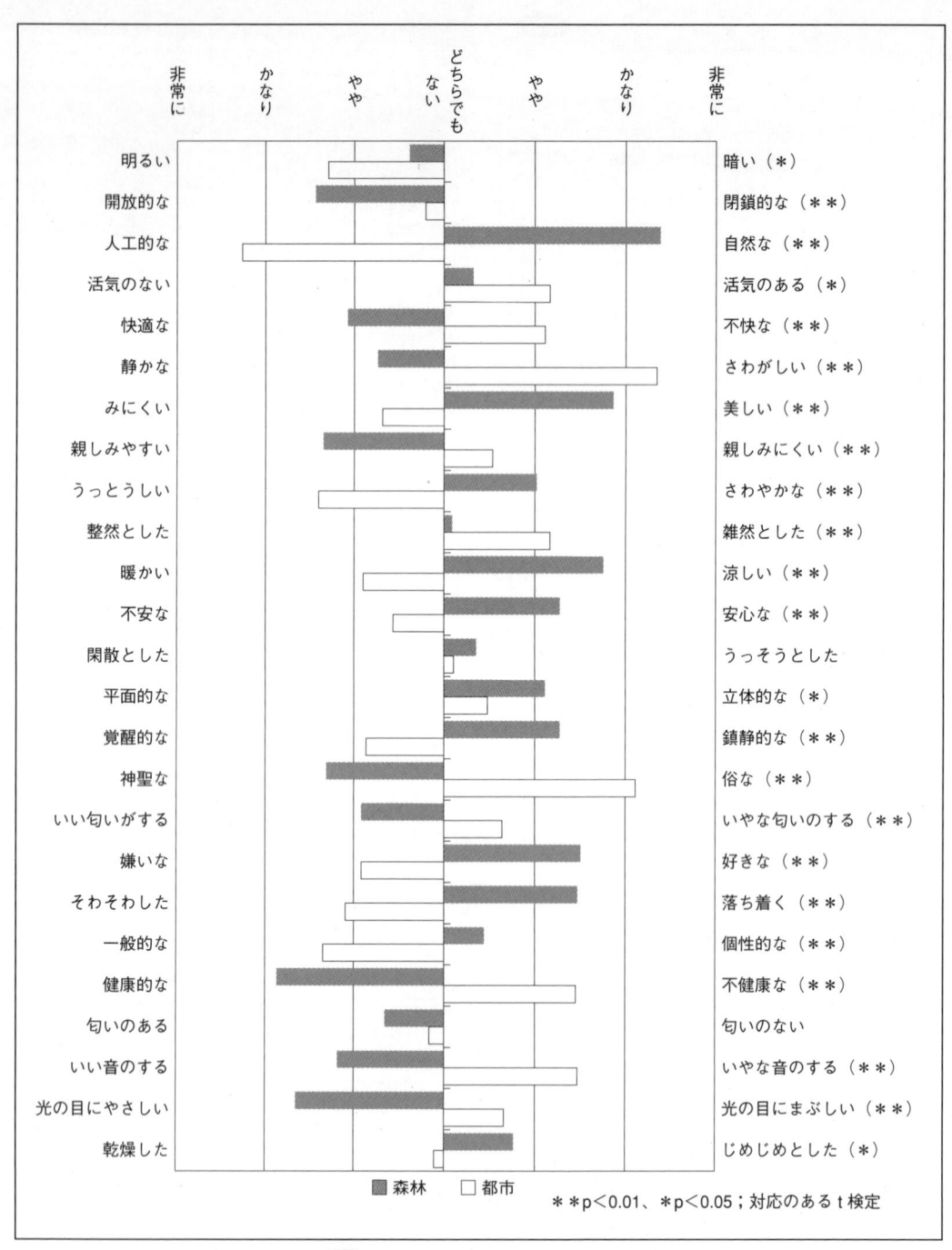

非常に｜かなり｜やや｜どちらでもない｜やや｜かなり｜非常に

明るい	暗い（*）
開放的な	閉鎖的な（**）
人工的な	自然な（**）
活気のない	活気のある（*）
快適な	不快な（**）
静かな	さわがしい（**）
みにくい	美しい（**）
親しみやすい	親しみにくい（**）
うっとうしい	さわやかな（**）
整然とした	雑然とした（**）
暖かい	涼しい（**）
不安な	安心な（**）
閑散とした	うっそうとした
平面的な	立体的な（*）
覚醒的な	鎮静的な（**）
神聖な	俗な（**）
いい匂いがする	いやな匂いのする（**）
嫌いな	好きな（**）
そわそわした	落ち着く（**）
一般的な	個性的な（**）
健康的な	不健康な（**）
匂いのある	匂いのない
いい音のする	いやな音のする（**）
光の目にやさしい	光の目にまぶしい（**）
乾燥した	じめじめとした（*）

■森林　□都市　　**p＜0.01、*p＜0.05；対応のあるt検定

図29 森林環境と都市環境の印象の比較

森林環境と都市環境とを比較して、ほとんどの形容詞対において評価に有意差が確認された。全体として森林環境がポジティブな印象を、都市環境がネガティブな印象を懐かれるという結果であった。有意差のなかった評価尺度は、「閑散とした―うっそうとした」「匂いのある―匂いのない」の2つのみであった。

く、不快で不健康であるというネガティブな印象を強く懐いているといえそうです。

C ストレス低減効果（森林環境—都市環境）

以上のような森林環境の物理的な環境要因および、森林環境に対する印象は、森林浴のストレス低減効果に対して、どのような効果をもたらすのでしょうか。ここでは、やはり都市環境と比較しながら、森林環境を短時間散策する歩行活動と、やはり短時間椅子に座って風景を観賞する座観活動という森林浴において代表的な2つの活動を通して調べてみたいと思います。まず、歩行活動前後および座観活動前後にそれぞれPOMSを実施し、そのT得点（生データを標準化した得点）の33名の平均値を整理して分析に供するデータとしました。

1. 歩行活動前後

実験では、33名の被験者に対して、森林環境と都市環境を15〜20分程度歩行させる前と後にPOMSをそれぞれ実施していますが、**図30**は歩行活動後に実施したPOMSの6つの尺度から、歩行活動前に実施したそれを減算した「歩行活動の前後差」を意味しています。

まず、「緊張—不安」を見ると、都市環境では、歩行活動後に「緊張—不安」の尺度が上昇しているのに対して、反対に森林環境では低下しています。また、同様の傾向は、「抑うつ」、「怒り—敵意」「疲労」「混乱」にも見られ、いずれも森林環境—都市環境で、統計的に有意な差を確認することができます。一方、「活気」については、歩行したことによる運動効果でしょうか、森林環境および都市環境の双方で上昇しますが、森林環境のほうでより上昇しているのが確認できます。

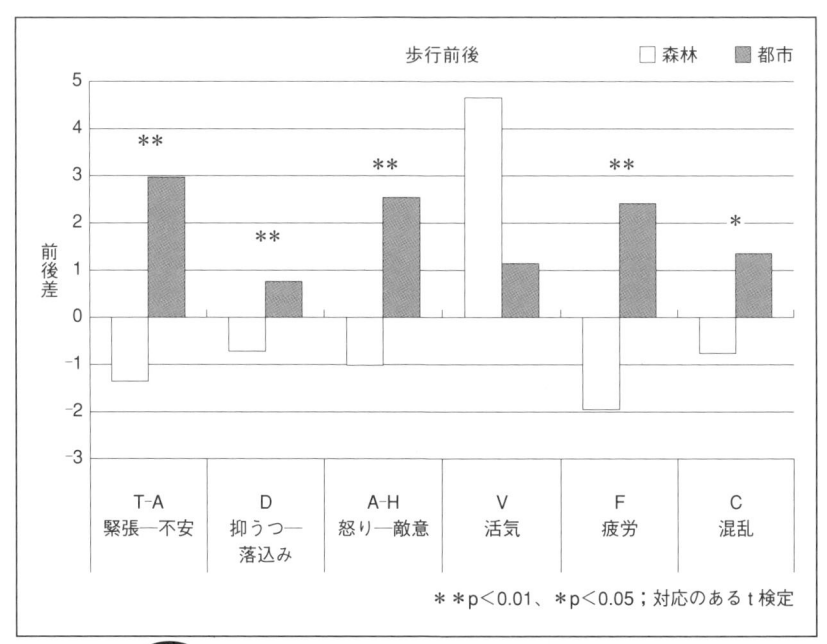

図30 森林環境—都市環境のPOMS尺度の比較（歩行活動前後）

都市環境は歩行活動前後で全ての尺度が上昇し、心理的なストレスが上昇するのに対して、森林環境では全ての尺度にストレス低減効果が見られる。「活気」以外の尺度には森林環境—都市環境間で有意差も確認されている。

このように、同じような散策などの歩行活動を行う場合であっても、都市環境と比較した場合、森林環境で行われる森林浴のストレス低減効果はかなり高いものであるといってよいでしょう。

2．座観活動前後

一方、座って風景を眺める座観活動では、どのような違いがあるのでしょうか。それを調べるために、森林環境および都市環境にて、同じ被験者らに対して、15～20分程度の座観活動の前後でPOMSを実施し、歩行活動の場合と同じように前後の差を比較しました。図31はその結果になります。

まず、「緊張―不安」を見ると、森林環境ではほとんど変化がないのに対して、都市環境では座観活動後に上昇しています。また、「活気」については、森林環境は上昇しますが、反対に都市環境は低下し、「疲労」ついては、森林環境が低下するのに対して、都市環境は上昇するという結果になりました。以上は全て統計的に有意な差が確認できます。その他の尺度についても、森林環境での座観活動によって、「抑うつ」、「混乱」が低下するなどストレス低減効果があることがわかっています。このように、都市環境との比較から、特に森林浴の座観活動については、特に「活気」の上昇と「疲労」の低下に効果があるといえそうです。

D　ストレス低減効果（森林浴前―森林浴後）

一方、森林環境において、森林浴を行う場合に、各活動の前後でどのように、心理的なストレス低減効果が得られるのでしょうか。ここでは、森林環境に限って、POMSの歩行活動前後および座観活動前後の値について比較してみたいと思います。

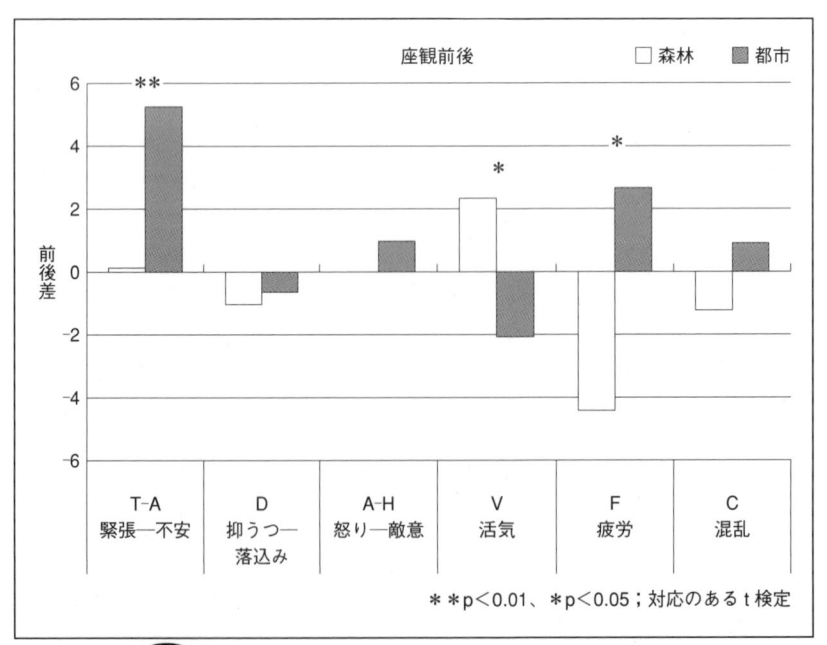

図31 森林環境―都市環境のPOMS尺度の比較（座観活動前後）

都市環境は座観活動前後で「緊張―不安」「疲労」「混乱」の尺度が上昇し、心理的なストレスが上昇するのに対して、森林環境では「活気」が上昇し、「疲労」低下するなどストレス低減効果が見られる。

1. 歩行活動前後

まず、図32は歩行活動前後のPOMSのT得点（被験者33名の平均値）を比較したものです。特に変化のあった尺度に着目すると、歩行活動後に「活気」が大幅に上昇し、「疲労」が大幅に低下しています。両尺度ともに歩行活動前―歩行活動後に有意な差異が確認できます。その他の尺度は有意な差こそありませんでしたが、全体的に歩行活動後に「緊張―不安」「抑うつ―落ち込み」「怒り―敵意」「混乱」が低下するという結果になっています。

すなわち、33名の平均値で考えた場合、歩行活動による森林浴のストレス低減効果は、心理的な疲労感を低下させつつも、活気感を上昇させるといった、どちらかといえばリフレッシュ感をもたらす特徴があるといえそうです。

2. 座観活動前後

一方、図33は座観活動前後のPOMSのT得点を比較したものです。ここで座観活動前後において、特に変化のあった尺度に着目すると、座観活動後に「疲労」が特に低下しているのがわかります。また、T得点の数値より、歩行活動の時よりも、より「疲労」の低下という点において大きな効果があったといえるでしょう。このように有意な差があったのは「疲労」だけですが、その他の尺度についても座観活動後では、「抑うつ―落ち込み」、「混乱」が低下し、「活気」が上昇するという結果になっています。

やはり、座観活動によっても、森林浴のストレス低減効果は獲得可能ですが、その最大の特徴は、心理的な疲労感を低下させる点にあり、どちらかといえばリラックス感をもたらしているといえそうです。

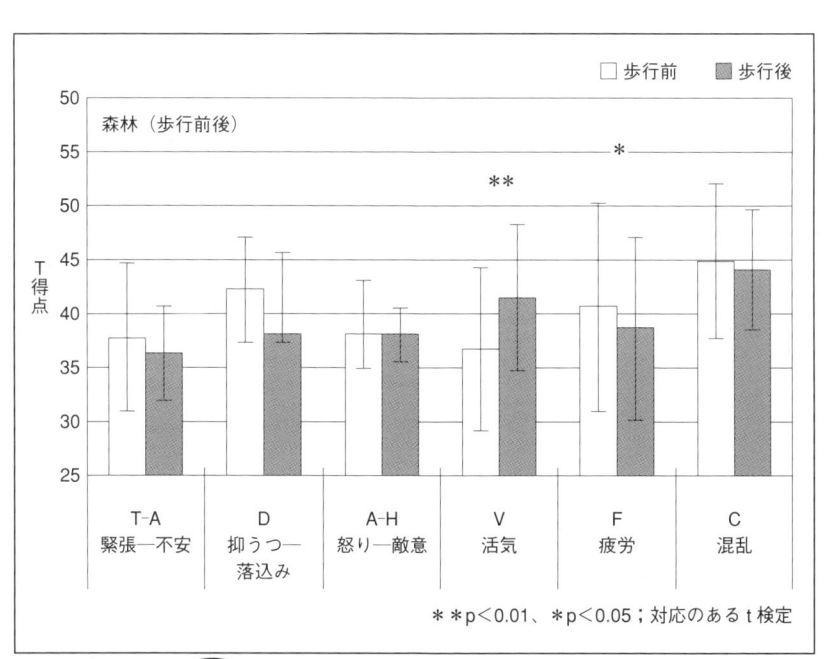

図32 森林環境における歩行前後のPOMS尺度の比較

33名の被験者の歩行活動前と歩行活動後のPOMSの6尺度の比較。歩行活動後には、「活気」が有意に上昇し、「疲労」が有意に低下していた。その他の尺度にも歩行活動後に気分の改善効果が見られた。

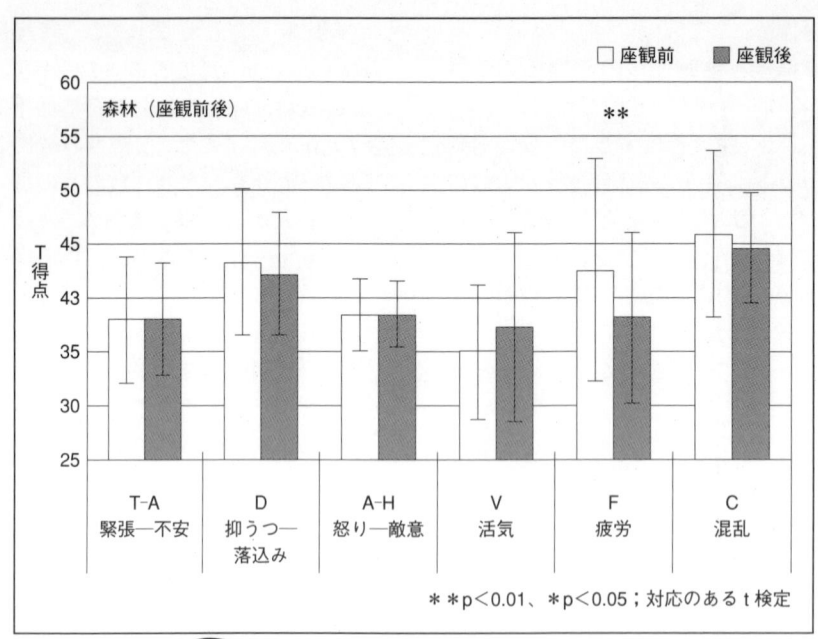

図33 森林環境における座観前後のPOMS尺度の比較

33名の被験者の座観活動前と座観活動後のPOMSの6尺度の比較。座観活動後には、「疲労」が有意に低下していた。その他の尺度にも座観活動後に気分の改善効果が見られた。

まとめ

本章では、以下のような検討を行いました。

①森林環境と都市環境の実際の現場の物理環境要因の比較を行いました。それによって、各調査地の森林環境と都市環境の状態が明らかになりました。

②それぞれの環境に対して懐く印象の評価を調べました。結果的に森林環境は、かなりポジティブな印象を、都市環境はネガティブな印象を懐いていたことが明らかになりました。

③それぞれの環境によってもたらされる、森林浴の心理的なストレス低減効果について調べたところ、歩行活動および座観活動のいずれの場合においても、森林環境が都市環境よりも心理的なストレス低減効果が高いことが明らかになりました。

④森林浴における最も一般的な利用方法であろう歩行活動および座観活動によって、どのようなストレス低減効果がもたらされるのかを調べるために、歩行活動前後、および座観活動前後の気分の変化を調べたところ、歩行活動は主に活気を上昇させ、リフレッシュ感をもたらす傾向があること、座観活動は主に疲労を低下させ、リラックス感をもたらす傾向があることなどが明らかになりました。

第Ⅱ部
心理的ストレス低減効果の個人差

第1章

森林環境の印象評価の個人差と個人特性

A 印象評価と個人特性

利用者が環境をどのように捉え、環境に対する推論を行っているのか、という事象を説明する際に、Brunswik（羽生ら[64]）のレンズモデル（図34）がよく用いられます。このレンズモデルは、我々が任意の環境が本来持つ意味を、生態学的に妥当な環境の特性を手がかりとして利用および解釈していることを視覚的に構造的化したものです。また、ここで、讃井ら[65]は、標準人間（被験者の個人差を考慮せず、母集団を代表し、最大公約数的な特性を有し、万人に共通する標本と考え、結果の一般化を目指そうとする仮定の概念）を設定せずに、利用者に多様性を認める立場を提唱しています。その立場を採用すると、各人ごとに、環境の意味を解釈する際に用いる手がかりの利用方法が異なること[66]、その相違が最終的に環境の意味解釈の個人差に反映されることが想定できます。このことについては、森林浴のストレス低減効果についても、同様の立場からの議論が可能になるでしょう。つまり、森林環境を解釈する際に、まず、多様な利用者の諸特性（個人特性）の異同が、最初に各人が森林環境から意識的・無意識的に選択する刺激の捉え方に反映され、次にその刺激の捉え方の異同が、森林浴の効果の程度や性質に反映されるという二段階の系を想定[67]することができるのです。

また、環境設計およびプログラムの考案という面に着目すると、Kaltenbornら[68]は、自然環境に対する価値観に個人の多様性を認め、個人や特定の集団の多様性に配慮した環境設計の必要性に言及しています。この点に着目すると、森林浴の機能の高度発揮を目指す場合にも、利用者の個人特性を考慮した上で、最も効果的な処方箋を提供することが望ましい場合があるでしょう。特に、森林浴のストレス低減効果には大きな個人差[67]が認められたことが指摘されていることから、全ての利用者に一定レベルの森林浴の効果を提供するためには、利用者の側の性格や価値観、これまでの森林との関わりの履歴などの多様な個人特性に応じて、森林浴の効果がより高度に発揮される森林環境の整備や、体験プログラムの整備がなされる必要があります。

そこで、ここでは利用者の個人特性と森林浴の心理的効果の関係を調べる端緒として、個人特性と森林環境の捉え方の関係に着目し、まず、

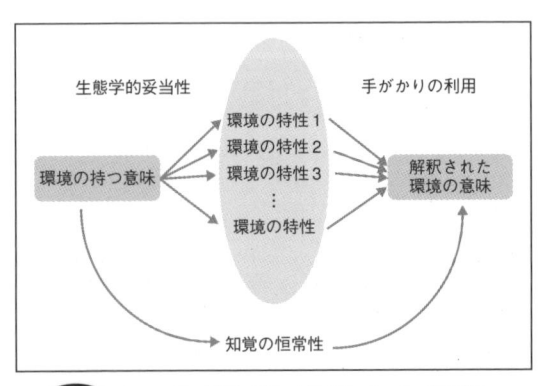

図34 Brunswik（羽生ら[64]を改変）のレンズモデル

環境の持つ意味を生態学的妥当性にしたがって、一旦、複数の環境の特性として分解し、それらを手がかりとして環境を統合的に解釈するというモデル。ここでは、解釈を行う際の手がかりの利用の仕方に個人特性が影響することを仮定している。

利用者の個人特性がオンサイトにおける森林環境の印象評価にどのように反映されるのかを調べてみたいと思います。

B　調査方法

1．実験の概要

ここでの検討対象になるのは、A県X市、B県Y町、C県Z村の森林調査地です。ここからは、森林環境の印象評価や森林浴の心理的効果と個人特性との関係について調べることとします。

被験者は全て、先ほどまでの各10〜12名（計33名）の調査地近郊の大学に通学する20代前半の男子大学生および大学院生です。

森林浴実験そのものは、先ほどまでと同じです。ただし、各森林浴実験をする前日に、被験者の個人特性を調べるために行った、プロフィールアンケート、NEO-FFI、GSES、TBS-testへの回答結果を分析対象としました。その仔細については後ほど説明します。また、森林浴実験は被験者に対して歩行（散策）活動と座観活動をしてもらうことになるのですが、午前に歩行活動を先に行わせ、続いて午後に座観活動を行ってもらいました。また、実際の森林浴実験を行う間には、他の様々な実験および調査が行われているのですが、ここでは、ホテルで実施した個人特性の調査の結果と、座観活動の終了後にオンサイトで、SD法調査票を使用して、森林環境の印象評価を求めた結果の関係を統計的に分析することで、利用者の個人特性がオンサイトにおける森林環境の印象評価にどのように影響するのかについて調べる試みを行いました。本章で分析対象とするのは、図35に図示された部分になります。

2．個人特性についての考え方

一般にパーソナリティの定義は、日常範囲で考えられるもの、学術的なものなど様々です。ここで心理学の範疇の定義をいくつか紹介すると、パーソナリティについては、Allport（1937）の「パーソナリティとは、環境への独自の適応を決定する個人内のダイナミックな心理的・生理的体制である」とする定義が最も古いものの1つであり、その後に続くCattell（1950）やEysenck（1967）の定義などが有名です。しかし、ここでは、最も包括的であり、かつ新しいPervin & John（1997）の「パーソナリティは、個人の感情や思考、行動などの一貫したパタンを記述する、その個人の特徴」という定義の立場を採用します。つまり、本書で個人特性と記述する場合には、上記のPervin & John（1997）のパーソナリティの定義を読み替え、個人特性に該当するものと考えます[69]。

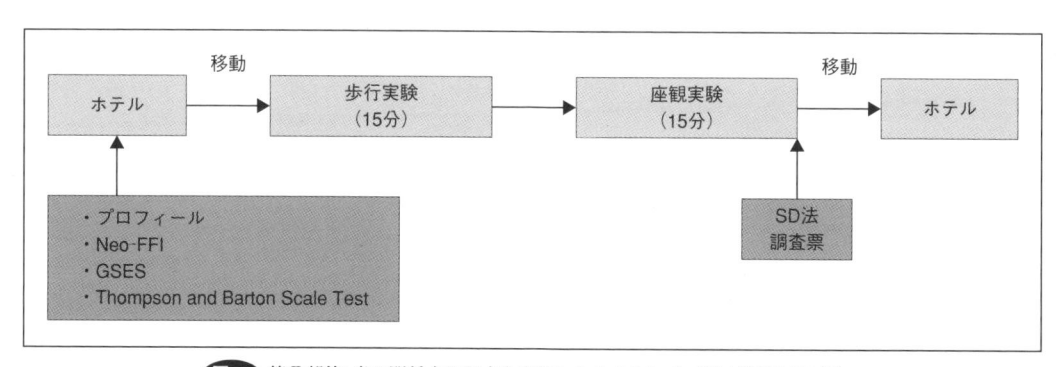

図35　第Ⅱ部第1章に関係する調査を実施したタイミング（個人特性×SD法）
個人特性は初日の夜にホテルの部屋で、SD法は座観実験終了後にオンサイトで実施した。

また、無数にある個人特性を絞り込み、森林環境に特有な制約や解決方法について、対応可能な範囲を想定して、さらに森林浴に資する森林環境のソフトおよびハード的な応用について検討するには、まず、森林浴の心理的な効果に強く関連する何らかの代表的な個人特性を指標として取り挙げ、分析対象とする必要があります。そこでまず、森林浴の心理的効果の度合いには、各人の性格・気質や日常的な不安感[70]、満足感[71]が関与しているという報告に着目しました。また、著者ら[72]によって、身近な森林を対象としたふれあい活動への参加の度合いに、個人の価値観や関心、森林との関わりの履歴などの関与が指摘されており、これらについても森林浴の心理的効果に関連が深いことが予想されました。このような理由から、すでにご紹介したように、個人特性の代表性を考慮して①個人的背景および経験、②性格特性、③人生に対する満足感、④価値観および関心の4つの観点に着目して調査を行うことにしました。

さらに詳細について述べると、①は、森林に対する知識・好みや居住地の自然環境の程度などの個人的な経験や履歴等です。それらを把握するために、「プロフィールアンケート」を作成して調査に用いました。②は被験者の性格特性について把握するために、「Neo-FFI」を用いました。③は被験者の自己効力感を把握するために、「GSES」を用いました。④は被験者の自然環境に対する価値観、関心度について把握するために、「TBS-test」を用いました。

指標がどのような影響を示す可能性があるのかを調べることができれば、より合理的かつ簡潔に森林環境の印象評価と個人特性との因果関係を把握することが可能になります。また、視覚や聴覚などの五感ごとに形容詞対を分類して整理しておくことができれば、森林浴の統合的な効果を、より分析的に記述できます。そこで、全被験者に対して実施されたSD法の25尺度の得点を目的変数として、さらに個人特性の17指標の得点を説明変数とした重回帰分析を行い、形容詞対の意味内容によって、味覚を除く視覚（表12）、聴覚（表13）、触覚（皮膚感覚）（表14）、嗅覚（表15）の五感と、物的環境の総合評価（表16）、主観的印象の総合評価（表17）に各形容詞対を分類して、形容詞対×個人特性の因果関係の整理を行うことにしました（図36）。

また、分析の際に、各目的変数に対してどの説明変数が有効に関連しているのかについて、できるだけ精度良くかつ簡潔に把握するために、重回帰分析の分析手法の1つであるステップワイズ法（Step-wise method；変数選択法）によって変数の絞り込みを行いました。ステップワイズ法とは、回帰分析で説明変数を1つずつ加えたり、削ったりして最適な回帰式（予測値）を選択するプロセスのことです。結果を以下に紹介します。

さらに、表12〜17の結果を整理して、表18に個人特性と形容詞対との関係について整理しました。以下では、この表18を中心に考察を行います。

C 分析方法

森林環境の印象評価に対して、各個人特性の

$$例：Y_1(明るい-暗い) = \beta_1 X_1(森林が好きかどうか) + \beta_2 X_2(森林に対する興味) + \cdots\cdots + \beta_{17} X_{17}(環境無関心) + \alpha \text{（定数項）}$$

図36 重回帰分析の考え方
SD法の25尺度を目的変数（Y）、個人特性の17指標を説明変数（X）として分析を行った。

表12 重回帰分析の結果（視覚に係る形容詞対と個人特性の指標）

変数名	視覚 明るい(1)－暗い(7)	開放的な(1)－閉鎖的な(7)	みにくい(1)－美しい(7)	繁然とした(1)－雑然とした(7)	光の目にやさしい(1)－光の目にまぶしい(7)	閑散とした(1)－うっそうとした(7)	平面的な(1)－立体的な(7)
森林が好きかどうか	0.350 *	0.254	0.415 *				
森林に対する興味			0.481 *				
森林に対する知識量			0.275		0.356 *		
過去に自然にふれた機会					0.311		
過去の居住地周辺のみどりの量	−0.291			0.283		−0.525 **	
現在の自然にふれる機会	0.261					0.433 **	0.318 *
神経症傾向						−0.286 *	
外向性					−0.251		
開放性							
調和性			0.551 **				
誠実性	0.357 *						
失敗に対する不安							
行動の積極性							
能力の社会的位置付け	0.648 **			−0.531 **		−0.800 **	0.356 **
生態系中心主義性				−0.227			
人間中心主義性							0.228
環境無関心							
修正済決定係数 R²	0.398	0.034	0.277	0.228	0.205	0.608	0.275
重相関係数 R	0.702	0.254	0.606	0.548	0.529	0.810	0.585
重回帰式	0.002 **	0.154	0.010 *	0.015 *	0.022 *	0.000 **	0.006 **

** : $p<0.01$, * : $p<0.05$

網掛けはステップワイズ（変数選択法）によって選択された個人特性の指標の偏回帰係数。有意な関係はアスタリスクを記した。視覚的な評価の代表例として、[みにくい-美しい]に着目すると、[過去の居住地周辺のみどりの量]が多いこと、[神経症傾向]が高いこと、[能力の社会的位置付け]が高いことなどが、森林環境を美しいと評価する因子になっていることなどが読み取れる。

C 分析方法

表13 重回帰分析の結果（聴覚）

変数名	静かな (1) ーさわがしい (7)	いい音のする (1) ーいやな音のする (7)
森林が好きかどうか		−0.286 *
森林に対する興味	−0.469 **	−0.366 *
森林に対する知識量		
過去に自然にふれた機会		−0.266
過去の居住地周辺のみどりの量		
現在の自然にふれる機会		
神経症傾向	0.488 **	
外向性		
開放性		0.340 *
調和性		
誠実性		
失敗に対する不安		0.352 *
行動の積極性		−0.323 *
能力の社会的位置付け		
生態系中心主義性		
人間中心主義性	−0.534 **	
環境無関心		
修正済決定係数R²	0.417	0.366
重相関係数R	0.687	0.696
重回帰式	0.000 **	0.005 **

**：p＜0.01，*：p＜0.05

表14 重回帰分析の結果（触覚（皮膚感覚））

変数名	暖かい (1) ー涼しい (7)	乾燥した (1) ーじめじめした (7)
森林が好きかどうか	0.368 *	
森林に対する興味		
森林に対する知識量		
過去に自然にふれた機会		
過去の居住地周辺のみどりの量		
現在の自然にふれる機会		
神経症傾向	0.679 **	0.295
外向性	0.393	0.432 *
開放性	−0.263	
調和性		−0.406 *
誠実性		
失敗に対する不安	0.544 **	
行動の積極性		
能力の社会的位置付け		
生態系中心主義性	0.350 **	−0.399 *
人間中心主義性		
環境無関心		
修正済決定係数R²	0.386	0.293
重相関係数R	0.708	0.617
重回帰式	0.004 **	0.008 **

**：p＜0.01，*：p＜0.05

表15 重回帰分析の結果（嗅覚）

変数名	匂いのある (1) ー匂いのない (7)	いい匂いがする (1) ーいやな匂いがする (7)
森林が好きかどうか		−0.229
森林に対する興味		0.399 **
森林に対する知識量		
過去に自然にふれた機会		
過去の居住地周辺のみどりの量		
現在の自然にふれる機会		
神経症傾向	0.244	
外向性	−0.324	
開放性	−0.318	−0.471 **
調和性		
誠実性		
失敗に対する不安		−0.441 **
行動の積極性		−0.553 **
能力の社会的位置付け		
生態系中心主義性		
人間中心主義性		
環境無関心		
修正済決定係数R²	0.160	0.439
重相関係数R	0.488	0.726
重回帰式	0.045 *	0.001 **

**：p＜0.01，*：p＜0.05

網掛けはステップワイズ（変数選択法）によって選択された個人特性の指標の偏回帰係数。有意な関係はアスタリスクを記した。たとえば，①聴覚に関して，「森林に対する興味」が少ないこと，「神経症傾向」が高いこと，「人間中心主義性」が低いことが，森林環境に対してより静かができるという評価を高める因子になっていること，②皮膚感覚に関して，「森林が好きかどうか」で好きなこと，「神経症傾向」が高いこと，「外向性」が高いこと，「能力の社会的位置付け」が高いこと，「環境無関心」が高いことが，森林環境に対してより涼しいとする評価を高める因子になっていること，③嗅覚に関して，「調和性」が低いこと，「過去に自然にふれた機会」が多いこと，「失敗に対する不安」が低いこと，「能力の社会的位置付け」が低いことが，森林環境に対してよい匂いがするという評価を高める因子になっていることが読み取れる。

表16 重回帰分析の結果（物的環境の総合評価に係る形容詞対と個人特性の指標）

<table>
<tr><th rowspan="2">変数名</th><th colspan="7">物的環境の総合評価</th></tr>
<tr><th>人工的な (1)
一自然な (7)</th><th>活気のない (1)
一活気のある (7)</th><th>うっとうしい (1)
一さわやかな (7)</th><th>覚醒的な (1)
一鎮静的な (7)</th><th>神聖な (1)
一俗な (7)</th><th>一般的な (1)
一個性的な (7)</th><th>健康的な (1)
一不健康な (7)</th></tr>
<tr><td>森林が好きかどうか</td><td></td><td></td><td></td><td></td><td>−0.335 *</td><td></td><td></td></tr>
<tr><td>森林に対する興味</td><td></td><td></td><td></td><td></td><td>0.318</td><td>0.414 *</td><td></td></tr>
<tr><td>森林に対する知識量</td><td></td><td>−0.402 *</td><td></td><td>−0.311</td><td></td><td></td><td></td></tr>
<tr><td>過去に自然にふれた機会</td><td></td><td></td><td></td><td></td><td></td><td></td><td></td></tr>
<tr><td>過去の居住地周辺のみどりの量</td><td>−0.310</td><td></td><td></td><td></td><td></td><td></td><td></td></tr>
<tr><td>現在の自然にふれる機会</td><td></td><td>0.479 **</td><td></td><td></td><td></td><td>0.245</td><td></td></tr>
<tr><td>神経症傾向</td><td></td><td>−0.447 **</td><td>−0.281</td><td></td><td></td><td></td><td></td></tr>
<tr><td>外向性</td><td></td><td></td><td></td><td></td><td></td><td></td><td></td></tr>
<tr><td>開放性</td><td></td><td></td><td></td><td></td><td></td><td></td><td></td></tr>
<tr><td>調和性</td><td></td><td></td><td></td><td></td><td></td><td></td><td></td></tr>
<tr><td>誠実性</td><td></td><td></td><td></td><td></td><td></td><td></td><td></td></tr>
<tr><td>失敗に対する不安</td><td></td><td></td><td></td><td></td><td></td><td></td><td></td></tr>
<tr><td>行動の積極性</td><td>0.272</td><td></td><td>0.369</td><td></td><td>0.485 **</td><td></td><td>0.331</td></tr>
<tr><td>能力の社会的位置付け</td><td>0.524 **</td><td></td><td></td><td></td><td></td><td></td><td></td></tr>
<tr><td>生態系中心主義性</td><td></td><td>−0.373 *</td><td></td><td>−0.250</td><td>−0.609 **</td><td></td><td>−0.356</td></tr>
<tr><td>人間中心主義性</td><td></td><td></td><td></td><td></td><td></td><td></td><td></td></tr>
<tr><td>環境無関心</td><td></td><td></td><td></td><td></td><td></td><td></td><td></td></tr>
<tr><td>修正済決定係数 R^2</td><td>0.296</td><td>0.367</td><td>0.078</td><td>0.065</td><td>0.342</td><td>0.151</td><td>0.104</td></tr>
<tr><td>重相関係数 R</td><td>0.602</td><td>0.668</td><td>0.368</td><td>0.351</td><td>0.651</td><td>0.451</td><td>0.400</td></tr>
<tr><td>重回帰式</td><td>0.004 **</td><td>0.002 **</td><td>0.113</td><td>0.139</td><td>0.003 **</td><td>0.033 *</td><td>0.073</td></tr>
</table>

** : $p<0.01$, * : $p<0.05$

網掛けはステップワイズ（変数選択法）によって選択された個人特性の指標の偏回帰係数。有意な関係はアスタリスクを記した。物理環境の総合評価に係る代表例として「活気のない〜活気のある」に着目すると、「過去の居住地周辺のみどりの量」が少ないこと、「神経症傾向」が高いこと、「外向性」が低いことが森林環境に対して活気がある因子になっていることが読み取れる。

表17 重回帰分析の結果（主観的印象の総合評価に係る形容詞対と個人特性の指標）

	主観的印象の総合評価				
変数名	快適な(1) ―不快な(7)	親しみやすい(1) ―親しみにくい(7)	不安な(1) ―安心な(7)	嫌いな(1) ―好きな(7)	そわそわした(1) ―落ち着く(7)
森林が好きかどうか	−0.279	−0.472 **	0.294 *	0.681 **	
森林に対する興味					
森林に対する知識量					
過去に自然にふれた機会			−0.324 *		
過去の居住地周辺のみどりの量	−0.421 *		0.451 **		0.493 **
現在の自然にふれる機会	−0.237				0.232
神経症傾向		−0.294		0.489 **	
外向性			−0.380 *		
開放性					
調和性					
誠実性					
失敗に対する不安					
行動の積極性		0.293		−0.343 **	−0.385 *
能力の社会的位置付け	−0.332 *		0.607 **	0.532 **	0.531 **
生態系中心主義性					0.309 *
人間中心主義性					0.397 *
環境無関心				0.265	
修正済決定係数 R^2	0.237	0.250	0.434	0.542	0.423
重相関係数 R	0.577	0.566	0.723	0.784	0.729
重回帰式	0.020 *	0.010 **	0.001 **	0.000 **	0.002 **

＊＊：$p<0.01$、＊：$p<0.05$

網掛けはステップワイズ（変数選択法）によって選択された個人特性の指標の偏回帰係数。有意な関係はアスタリスクを記した。主観的印象の総合評価に係る代表例として「嫌いな―好きな」に着目すると、「森林が好きかどうか」で好きなこと、「神経症傾向」の高いこと、「行動の積極性」が低いこと、「能力の社会的位置付け」が高いことなどが、森林環境に対して、より好きであると評価する因子になっていることなどが読み取れる。

D　分析の結果と考察

それでは、4つの個人特性の調査票のそれぞれに分けて、どの個人特性の指標が森林環境の印象評価に影響を与えていたのかに着目して、分析結果の検討と考察を行っていきたいと思います。

1. 森林環境の印象評価と個人特性

まず、プロフィールアンケートと森林環境の印象評価とのステップワイズ法による重回帰分析の結果を以下に説明します（**表18**）。

①「森林が好きかどうか」に着目すると、森林が好きなことは、森林に対する「親しみやすさ」、「好ましさ」の印象を上昇させています。したがって、森林が好きかどうかは、森林に対する親しみやすさや、好ましさを高める因子である可能性がありそうです。

②「森林に対する興味」があることは、森林に対する「静けさ」、「いい音がする」の印象を上昇させています。したがって、森林に対する興味は、森林環境における静かさやいい音がするという印象を高める因子の可能性がありそうです。

③「森林に対する知識量」が豊富なことは、森林に対する印象評価に特に関与していません。この関係を端的に捉えると、森林環境の評価には、利用者の主観的な知識の多寡はあまり関係していない可能性がありそうです。

④「過去に自然にふれた機会」が多いことは、森林に対する「危険性」、「光のまぶしさ」、「いやな匂いがする」の印象を上昇させています。したがって、過去に自然にふれた機会が多いことは、森林に対する危険性、光のまぶしさ、い

表18 個人特性の指標の変化が印象評価に与える影響の整理

個人特性の指標	個人特性の指標の変化	森林環境の印象評価に与える影響
森林が好きかどうか	「森林が好きかどうか」が上昇すると？	「親しみやすさ」、「好ましさ」が上昇する
森林に対する興味	「森林に対する興味」が上昇すると？	「静けさ」、「いい音がする」が上昇する
森林に対する知識量	「森林に対する知識量」が上昇すると？	特に森林に対する印象評価に関与しない
過去に自然にふれた機会	「過去に自然にふれた機会」が上昇すると？	「危険性」、「光のまぶしさ」、「嫌な匂いがする」が上昇する
過去の居住地周辺のみどりの量	「過去の居住地周辺のみどりの量」が上昇すると？	「暗さ」、「活気のなさ」、「美しさ」、「安心さ」、「閑散さ」、「落ち着き」が上昇する
現在の自然にふれる機会	「現在の自然にふれる機会」が上昇すると？	特に森林に対する印象評価に関与しない
神経症傾向	「神経症傾向」が上昇すると？	「活気のある」、「騒がしさ」、「美しさ」、「涼しさ」、「うっそう感」、「立体性」、「好ましさ」が上昇する
外向性	「外向性」が上昇すると？	「活気のなさ」、「涼しさ」、「危険性」、「じめじめ感」が上昇する
開放性	「開放性」が上昇すると？	「うっそう感」が上昇する
調和性	「調和性」が上昇すると？	「嫌な音がする」、「いい匂いがする」、「乾いた感」が上昇する
誠実性	「誠実性」が上昇すると？	「俗な」が上昇する
失敗に対する不安	「失敗に対する不安」が上昇すると？	「いい匂いがする」が上昇する
行動の積極性	「行動の積極性」が上昇すると？	「嫌な音がする」、「嫌いな」、「落ち着かない」が上昇する
能力の社会的位置付け	「能力の社会的位置付け」が上昇すると？	「暗さ」、「自然さ」、「快適さ」、「美しさ」、「いい音がする」、「涼しさ」、「安心感」、「神聖さ」、「いい匂いがする」、「好ましさ」、「落ち着き」が上昇する
生態系中心主義性	「生態系中心主義」が上昇すると？	「立体的な」、「落ち着く」が上昇する
人間中心主義性	「人間中心主義」が上昇すると？	「暗さ」、「活気のなさ」、「静かさ」、「整然とした」、「閑散さ」、「落ち着き」、「乾いた感」が上昇する
環境無関心	「環境無関心」が上昇すると？	「涼しさ」が上昇する

重回帰分析の結果を元に個人特性の指標の変化と森林環境の印象評価の関係を整理した。この表からは、たとえば、個人特性の指標の1つである「神経症傾向」が上昇すると、森林環境に対して、「活気のある」「騒がしさ」「美しさ」「涼しさ」「うっそう感」「立体性」「好ましさ」の印象評価が上昇することなどが判読み取れる。

やな匂いがすることを高める因子である可能性があります。このように、過去の自然体験の多寡は必ずしも森林環境を是とすることに繋がらずに、かえってこれまでの経験を踏まえて、森林内を危険に感じるなどのネガティブな印象を想起させる可能性もありそうです。

⑤「過去の居住地周辺のみどりの量」が多いことは、森林に対する「暗さ」、「活気のなさ」、「美しさ」、「安心さ」、「閑散さ」、「落ち着き」の印象を上昇させています。過去の居住地のみどりの量が多ければ、そうでない場合よりも、森林を含む緑地全般に対する慣れや理解が進むことが、その理由として考えられそうです。また、この指標は、安心感や落ち着きを高める要因以外にも、森林環境に対する美しさなどのポジティブな印象を高めますが、その一方で、暗く、活気がなく、閑散としているという印象を高める因子にもなるなど、他のプロフィールの指標に比較しても、多くの評価に影響している可能性があります。

⑥「現在の自然にふれる機会」の多寡は、森林に対する印象評価に特に関与していません。全ての分析において森林環境の印象評価に有意な関係が見られませんでした。当初、現在の自然にふれる機会が多ければ、森林に対してもよりポジティブな評価になることを想定していたのですが、実際には、他の要因に比べて、また私たちが考えているほどには、現在の機会は印象評価に影響していないのかもしれません。

2. 森林環境の印象評価と性格特性

次に、同じく**表18**に着目して、Neo-FFIと森林環境の印象評価とのステップワイズ法による重回帰分析の結果を以下に説明します。

①「神経症傾向」が高いことは、森林環境の印象評価のうち、「活気のある」「騒がしさ」「美しさ」「涼しさ」「うっそう感」「立体性」「好ましさ」を上昇させています。神経症傾向は性格

尺度の中で最も広く浸透している次元であり、一般に、この得点の高い人は、他人よりストレスへの対処が下手であるのに対し、得点の低い人は精神的に安定しており、ストレスの多い状況にもあわてずに対処できる[73]とされています。したがって、神経症傾向が高いことは、森林環境に対して、活気、騒がしさ、美しさ、涼しさ、うっそう感、立体性、好ましさの印象評価を高める因子である可能性がありそうです。

また、「活気のある」の意味は、被験者は単独で歩行および座観を行っていることから、人や物音で賑やかな森林環境の状態を意味したものではなく、神経性傾向の高い人ほど、樹木や植物で構成される森林内環境に、活気、すなわち生命の躍動感を感じていることを意味しているものと思われます。このように、神経症傾向の高い人は、森林環境をよりポジティブな印象に感じる可能性がありそうです。

② 「外向性」が高いことは、「活気のなさ」「涼しさ」「危険性」「じめじめ感」を上昇させています。外向性は、神経性傾向と並んで性格尺度の主項目の1つです。外向性の高い人は、他者や大きな集団や集会が好きなことに加えて、独断的であり活動的であり、反対に外向性の低い人は、控えめで、依存心が高くマイペースで好奇心が旺盛[73]とされています。

外向性が高いことは、森林環境に対して、活気のなさ、涼しさ、危険性、じめじめ感などを高める因子になっていますが、ここで特に活気に着目すると、神経性傾向とは反対に、外向性が高いと活気がないと感じる方向に評価されることがわかります。また同時に、外向性が高いと森林環境を、より危険性が高くじめじめしていると評価するようです。つまり外向性が高い人は、森林環境に対して、むしろ退屈かつ活気がなく陰鬱で、日常とは異なる危険な環境であるという印象に感じる可能性がありそうです。

③ 「開放性」が高いことは、「うっそう感」を上昇させています。開放性の高い人は、積極的な想像性、審美眼的感覚、内的感受性が強く、多様性を好み、判断の独自性があるとされます。また反対に解放性の低い人は、行動や外見において保守的であり、馴染んだものを好み、情動的反応はやや控えめであるといわれています[73]。今回の結果では、開放性が高いことは、うっそう感を高める因子になっていました。しかし、これだけの情報だと、開放性と森林環境の印象との間に、具体的な関連を指摘することは難しそうです。

④ 「調和性」が高いことは、「嫌な音がする」「いい匂いがする」「乾いた感」を上昇させています。調和性が高い人は、基本的に利他的であるといえ、社会的に好ましく、心理学的にも健康的な人です。反対に調和性の低い人は協調性に欠け、敵対的であり、競争的であるといえますが、競争的な分野においてしばしば利点ともなり得ることもよく知られたことです[73]。

今回の結果では、「調和性」が高いことは、嫌な音がする、いい匂いがする、乾いた感じがするを高める因子になっていますが、前述のように、調和性が高いという性格特性の持ち主は、心理学的に健康であることと関連が深いといえます。その点を踏まえると、そういった人たちが、森林環境に対して、嫌な音がするおよび乾いた感じがするなどのネガティブな印象を懐くのは、森林の内部に滞在している間に、実は、それほどストレス低減効果を享受する必要がなかったことが、そういったネガティブな印象を懐かせた理由かも知れません。しかし、その一方では、いい匂いがするというポジティブな印象にも繋がっている場合もあり、やはり明確な傾向を示すのは難しそうです。

⑤ 「誠実性」が高いことは、「俗な」印象を上昇させています。一般的に、誠実性の高い人は、目的を持ち意思が強く、断固としているとされています[73]。今回の結果では、「誠実性」が高いことは、森林環境に対して俗な印象を高める因子になっていましたが、その理由について、少し考えてみると、たとえば調査地となった森林環境が、森林浴実験のために整備された、すな

わち、ある程度人の手が加わったことが感じられる環境であったことなどが関係していそうです。すなわち、誠実性が高い人たちが、森林を訪れる以前に懐いていた印象と比較して、実際の森林がそれよりも神聖でない、人工的な、いわゆる俗っぽい環境として捉えられた可能性も否定できません。

3. 森林環境の印象評価と自己効力感

同様に、表18より、GSESと森林環境の印象評価とのステップワイズ法による重回帰分析の結果を以下に説明します。

①「失敗に対する不安」が高いことは、「いい匂いがする」を上昇させています。匂いの感度との関係については、大変興味深い結果ではありますが、相互の因果関係については、現状では不明な点が多く、今後さらなる研究が求められることになりそうです。

②「行動の積極性」が高いことは、「嫌な音がする」「嫌いな」「落ち着かない」を上昇させています。行動の積極性の高い人は、探索的な活動が好きな人々であろうことを想定すると、森林環境そのものが、日常的な環境と比較して、高い自然性を感じる一方で、単調すぎて落ち着かない、嫌な音がする、好ましくない環境という印象を懐いたことなどが考えられそうです。

③「能力の社会的位置づけ」が高いことは、「暗さ」「自然さ」「快適さ」「美しさ」「いい音がする」「涼しさ」「安心感」「神聖さ」「いい匂いがする」「好ましさ」「落ち着き」を上昇させています。すなわち、能力の社会的位置づけが高いことは、森林環境の暗さ、自然さ、快適さ、美しさ、いい音およびいい匂いがすること、涼しさ、安心感、神聖さ、好ましさ、落ち着きなどの評価を高める重要な因子であるといえそうです。

このように、能力の社会的位置づけが、多くの印象をポジティブに高める理由を考えてみます。まず、能力の社会的位置づけとは、自らの能力が社会的に通じる程度について、各人が有する自信の度合いを意味しています。すなわち、そのような心理的な安定感が、森林環境の内部で五感を開放して、積極的に森林環境要素を取り入れ、森林浴の効果を満喫しようとする方向に意識を誘導し、結果的に森林環境に対するポジティブな印象を高めることになったことが考えられます。

4. 森林環境の印象評価と価値観・関心

最後に表18より、TBS-testと森林環境の印象評価とのステップワイズ法による重回帰分析の結果を以下に説明します。

①「生態系中心主義性」が高いことは、「立体的な」「落ち着く」を上昇させています。すなわち、自然環境に対する価値観を調べる指標である生態系中心主義性が高いことは、立体感、落ち着き感を高める因子になっているといえそうです。これはすなわち、生態系の価値について重視する傾向のある人は、そこに生息する生物の息吹などを感じて、自らの生存基盤の1つである森林環境を、参画的かつ注意深く、重層的かつ立体的に観察しようとするでしょう。また、そのような生態系の豊かさを感じる森林環境に対して、生態系中心主義性の高い人たちが、落ち着くという印象を懐くのは、ごく自然な流れであるように思われます。

②「人間中心主義性」が高いことは、「暗さ」「活気のなさ」「静かさ」「整然感」「閑散感」「落ち着き」「乾いた感じ」を上昇させています。すなわち、自然環境に対する価値観を調べるもう1つの指標である人間中心主義性が高いことは、暗さ、活気のなさ、静かさ、整然感、閑散感、落ち着き、乾いた感じがするという印象を高める因子になっているといえそうです。総合的にいえば、人間中心主義的な価値観は、森林環境の印象評価に際して、整えられて、落ち着いた、静かな印象を高める作用をしており、たとえていうなら、まるで東山魁夷によって、鳥瞰的な構図で描かれた森林の絵を鑑賞する時のような、ある種の客観的な評価を促す態度を形成する効

果があるのかもしれません。

③「環境無関心」が高いことは、「涼しさ」を上昇させています。すなわち、環境に無関心であることは、森林環境の涼しさを高める因子であることがわかります。一般的に考えて、環境に無関心な人は、さほど自然環境や森林環境に対して興味を懐いているとは思えません。すなわち、実際の自然環境や森林環境を体験する機会にさほど恵まれず、今回の森林浴実験のために森林環境に連れてこられた人々が、実際の森林を体験し、その多面的機能の1つである微気象調整機能（この場合は、森林外の空間よりも涼しいこと）を体験することによって、関心や体験の多い人に比べて、予想外に森林内の涼しさについて反応したことなどが考えられます。

まとめ

これまでの考察の結果をまとめて、森林環境の設計およびプログラムへの応用の可能性についての整理をしてみたいと思います。

まず、プロフィールアンケートの分析結果についてまとめます。

①森林に対する知識や、現在の自然にふれる機会は、ほとんど森林環境の印象評価に関連していませんでした。

②森林に対する興味や嗜好性は森林環境に対する評価にポジティブな影響を与えていました。

③過去において居住地周辺に存在したみどりの量は、森林環境に対して、安心できるとする印象に関連していました。しかし、過去に自然にふれた機会に注視して考えると、必ずしも森林環境のポジティブな印象だけなく、対象をよく知るが故に森林環境が本来的に有している危険性や暗さ、活気のなさなどのネガティブな印象を引き出すこともありました。

このような結果は、計画者の望む森林環境に対する評価を引き出すための資料として大変有用です。たとえば、嗜好性や興味の低い人が事前に把握できれば、その人たちに対して、嗜好性や興味を引き出すことを促すような、森林環境の設計やプログラムを整備することで、森林に対する好意的な評価を引き出すような方略が効果的になり得る可能性を示唆しているからです。

次に、Neo-FFIの分析結果についてまとめます。

①神経性傾向は、森林環境に対する多くのポジティブな印象に関係していました。

②外向性は、ネガティブな印象に関係していました。

③開放性は、感受性という点で匂いの感じ方や立体感に関係していました。

④調和性は、森林浴の必要性という点から、ネガティブな印象に関係していました。

⑤誠実性は、その特性から、森林環境に俗っぽい印象を懐くことに関係していました。

このうち、特に、神経性傾向と外向性の2つの尺度に着目します。今回の実験では、被験者に単独で静かな森林内を体験してもらいましたが、神経性傾向が高く、外向性の低い、すなわち、不安障害に親和性の高いと思われる被験者のほうが、森林環境に対して、より活気がある印象を懐くという結果が得られました。これは神経性傾向が低く、外向性が高い被験者と全く逆の結果です。したがって、性格特性の面から考えた場合、神経性傾向が高く、外向性の低い利用者が、最も森林浴の心理的効果を享受できるタイプの利用者なのかもしれません。

さらに、GSESの分析結果についてまとめます。

①失敗に対する不安と、森林環境の印象評価において、あまり目立った関係が見られませんでしたが、行動の積極性が高い場合に、森林環境に対してネガティブな印象を懐くことが示されました。

②能力の社会的位置づけが高い場合に、森林環境に対してポジティブな印象を懐くことが示されました。

ここで行動の積極性という点について考えて

みると、本実験で採用している森林浴の活動が、行動の積極性の高い人たちにとっては、穏やかすぎる活動である可能性があることを意味しているようにも思えます。したがって、今回の森林浴の定義とは少し離れますが、こうした傾向が高い人たちには、より活動性の高いアクティヴィティを提供することで、森林環境に対するポジティブな印象を引き出すことが可能になるかもしれません。一方、能力の社会的位置づけに着目すると、表18より、多くの形容詞の独立変数として取り上げられているため、全指標を通じて森林環境の印象を決定づける最も影響力のある指標であるといえそうです。

このような関係性を整理しておくことで、森林浴を体験する前に、利用者の能力の社会的位置づけを測定し、さらに行動の積極性についても把握しておけば、ある程度、各利用者が森林環境にどのような印象を懐くのかについて、事前に予測できる可能性があります。

最後に、TBS-testの分析結果についてまとめます。

①自然環境に対する価値観が森林環境に対して懐く印象に反映されていました。一方、関心はあまり関連していませんでした。

②また、人間生活を優先する価値観が高い場合には、整然と、落ち着いて、静かに、まるで絵画に描かれた森林を鑑賞するかのように、森林環境を評価する傾向がありました。一方、生態系を優先する価値観が高い場合には、森林環境に対して、深い洞察力を持って観察を行う一方で、その環境内において、落ち着いていることがわかりました。

上記の整理結果を踏まえると、事前に利用者の価値観を調べておくことで、ある程度、森林浴の心理的効果を高めることが可能になりそうです。それには、まず、各利用者に生態系中心主義性と人間中心主義性の価値観が、それぞれどの程度保持されているのか、あるいはどちらの価値観が優勢なのかを調べることが大切でしょう。その上で、各利用者が望む体験の種類や目的を把握し、それらを総合的に考慮して、森林浴の心理的効果が最も高度に発揮されるよう、コースおよびプログラムを組み合わせて提供することが有効になると思います。また、そのような多様な体験を可能にするためには、単に多様なプログラムを準備するだけでなく、植生や人為の介入レベルの異なる、様々な体験が可能なコースを整備して、必要に応じて適切な選択ができる環境が望ましいと思われます。

以上のように、本章では、個人特性がオンサイトにおける森林環境の印象評価にどのように反映されるのかについて、基礎的な情報を把握し、それを基に森林環境の設計等への応用の可能性について検討しました。

その結果、特定の個人特性が、特定の森林環境の印象の評価に影響を与えていることが示されました。しかし、印象の評価からもたらされる心理的なストレス低減効果との関連について調べるためには、それをもたらす機序に着目しつつ、さらに気分の変化等のストレス低減効果を調べる指標との関連について具体的に調べていく必要があるでしょう。

第2章 森林浴のストレス低減効果の個人差と個人特性

A ストレス低減効果に個人差をもたらす要因とは？

　これまでに述べましたが、森林浴の身体的・心理的効果の科学的解明はここ数年で急速に進んでいます。しかし、その一方で、森林浴には個々人の間に生じる効果上の差異、すなわち個人差があることについても紹介しました。たとえば、小山ら[74]はオンサイト実験の結果から、利用者が等しい森林環境を体験したとしても、環境の捉え方や、各人が享受する森林浴の生理的な効果については個人差があり、森林環境の有する保健休養機能が利用者の全てに等しく享受されているわけではないことを指摘しています。

　また、そのような差異を生み出す理由として、森林散策を行う人々のこれまでの森林との関わり方の履歴や、それに由来する森林に関する知識や興味、目的、性別などの個人特性が異なることが指摘されています[75〜77]。これらについては、いまだ、具体的なことは明らかにされていませんが、森林環境を解釈する際にフィルタとなる、利用者の諸特性の異同が、まず利用者が森林環境から意識的・無意識的に選択する刺激の捉え方に反映され、最終的に体験を通じて得られた効果の質や程度に反映された結果として、森林浴の生理・心理的効果の差異となって現れるという、一連の系を想定することができそうです。

　今後、適切に森林を管理し、保健休養機能のさらなる高度発揮を目指していく場合にも、利用者の個人特性を考慮した上で、最も効果的な処方箋を提供することが望ましい場合があるものと思われます。特に、効果に大きな個人差があると考えられる森林浴に着目し、全ての利用者に、ある一定レベルの効果を担保するためには、個人特性に応じて、森林浴のストレス低減効果がより高度に発揮される森林環境の整備や、体験プログラムの整備がなされる必要があるでしょう。

　そこで、ここでは利用者の個人特性と森林浴のストレス低減効果の関係を調べる端緒として、利用者の個人特性が、オンサイトにおける森林浴の心理的効果にどのように反映されるのかを調べ、相互の関係について整理してみたいと思います。

B 実験の概要

　前章までと調査対象地および被験者等は同じです。

C 調査方法

1. 個人特性を調べる調査票

　前章と同じく、プロフィールアンケート（個人的背景および知識・経験）、Neo-FFI（Neo Five Factor Inventory）、GSES（General Self-Efficacy Scale）、TBS-test（Thompson and Barton Scale-test）の4つの調査票を実施した結果を分析対象とします。

2. 森林浴の心理的効果を調べる調査票

　森林浴の心理的効果を調査するために、歩行

実験および座観実験の前後にオンサイトにてPOMS短縮版（以降、POMSと示す）を用いた調査を行いました。実験後、速やかに、6つの尺度（緊張―不安、抑うつ―落込み、怒り―敵意、活気、疲労、混乱）ごとにT得点を算出し、分析を行いました。POMSを実施するタイミングは、図37に示すように、歩行実験前・後（歩行前後）、座観実験前・後（座観前後）の計4回になります。

D 分析方法

POMSを構成する6つの尺度に対して、各個人特性の指標がどのような影響を示す可能性があるのかを調べることができれば、より合理的かつ簡潔に森林浴のストレス低減効果と個人特性の指標との関係を知ることが可能になるでしょう。そこで、歩行活動前後および座観活動前後のPOMSの6尺度の得点差を目的変数、個人特性の17指標の得点を説明変数として、重回帰分析を行いました。また、その際に、目的変数に対して、どの説明変数が有効に関連しているのかについて把握するため、前章と同じくステップワイズによる変数の絞り込みを行いました

（表19、20）。また、最後に最終的な個人特性の各指標が変化すると、それがどのPOMSの尺度にどのように影響をもたらすのかについて整理し、表21にまとめました。

E ストレス低減効果と個人特性との関係

1．ストレス低減効果と知識・経験等

森林浴の心理的なストレス低減効果の指標であるPOMSの各尺度が、どのようなプロフィールの指標で、最も合理的な説明が可能になるのかを調べるため、重回帰分析を行いました。その結果を下記に整理します。

①歩行活動前後では、「森林に対する興味」が、POMSの尺度である「活気」を有意に上昇させました。また、「疲労」および「混乱」を有意に低下させました。また、「森林に対する知識量」は、「怒り―敵意」および「活気」を上昇させました。さらに、「過去の自然にふれた機会」が「怒り―敵意」と有意な負の回帰を有していました（表19）。

②座観活動前後では、「森林に対する興味」は、「緊張―不安」や「抑うつ―落込み」を有意に低

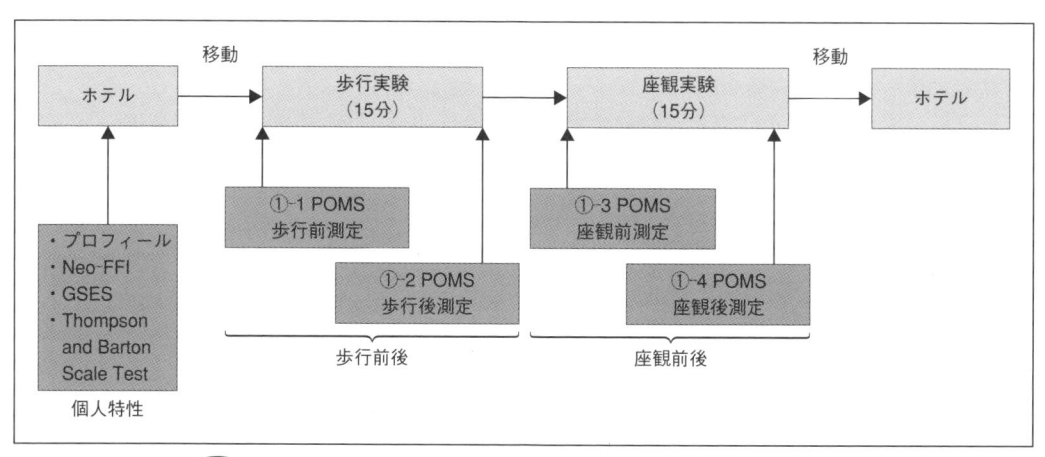

図37 第Ⅱ部第2章に関係する調査を実施したタイミング（個人特性×POMS）

POMSは歩行前後、座観活動前後に計4回実施している。被験者ごとにPOMSの各尺度とのT得点を整理し、歩行活動後から歩行活動前のT得点を減じた得点を歩行前後における気分の変化の得点とした。座観活動についても同様の方法で座観前後のT得点の整理および得点化を行った。

E ストレス低減効果と個人特性との関係

表19 歩行前後のPOMSの6尺度と個人特性の指標との重回帰分析結果

変数名	緊張—不安	抑うつ—落込み	怒り—敵意	活気	疲労	混乱
森林が好きかどうか		−0.312				
森林に対する興味				0.311 *	−0.360 *	−0.375 *
森林に対する知識量			0.503 **	0.319 *		
過去の自然にふれた機会					0.232	
過去の居住地のみどりの量			−0.341 *			0.210
現在の自然にふれる機会					−0.233	
神経症傾向		−0.417 *	−0.605 **			
外向性		−0.271		0.750 **		
開放性	0.328			0.412 **	−0.398 *	
調和性				−0.506 **	0.489 **	0.476 **
誠実性					−0.326 *	
失敗に対する不安						
行動の積極性	−0.287			−0.748 **	0.466 **	0.670 **
能力の社会的位置づけ			−0.281	−0.349 *		
生態系中心主義性						
人間中心主義性						
環境無関心		−0.367 *			−0.325 *	−0.322 *
修正済決定係数R²	0.090	0.188	0.394	0.540	0.377	0.465
重相関係数R	0.383	0.538	0.685	0.800	0.716	0.752
重回帰式	0.093	0.042 *	0.001 **	0.000 **	0.006 **	0.001 **

**：p＜0.01、*：p＜0.05、n＝33

網掛けはステップワイズ（変数選択法）によって選択された個人特性の指標の偏回帰係数。有意な関係はアスタリスクを記した。代表例を挙げると、「森林に対する興味」および「森林に対する知識量」が多いこと、「外向性」および「開放性」が高いこと、「調和性」および「行動の積極性」、「能力の社会的位置付け」が低いことが、森林環境の歩行後にPOMSの「活気」尺度の上昇をもたらす要因であることが読み取れる。

下させましたが、反対に「森林に対する知識量」は、「抑うつ—落込み」を有意に上昇させました。また、「過去の自然にふれた機会」は、「疲労」を上昇させ、「過去の居住地のみどりの量」は、「緊張—不安」および「怒り—敵意」「混乱」などを有意に上昇させました（**表20**）。

　上記の分析結果から、過去に森林や緑地などのみどりにふれた機会や居住地のみどりの量が多かった人々は、森林浴によって、心理的な効果を得るどころか、逆にストレスになってしまう可能性があることが判読できます。しかしこれは、額面どおりに、あるいは、過去にみどりにふれあった経験の少なかった人などのほうが、森林浴の心理的効果が得られると解釈するのではなく、むしろ、（歩行活動前後で「怒り—敵意」を低下させる要因になっていることを除いては）過去にみどりにふれる経験が多かった人のほうが、享受される森林浴の心理的効果が、相対的により低くなっているのではないかと思われます。これについては、森林についての知識量の多いことが、歩行活動前後で「怒り—敵意」を、座観活動前後において「抑うつ—落込み」を上昇させる要因となっていることからも連想的に支持されます。

　すなわち、知識や経験がある人のほうが、森林浴をしている間に森林環境全体に対して、五感を開放して満喫するという、本来の森林浴の楽しみ方を行うよりも、それ自体は決して悪い事ではないのですが、自然と自らの有する知識や経験を参照して、積極的に森林の内部について観察行動を行ったり、特定の樹木や植生に集中したりすることで、リラックスするよりも、むしろ活動的になってしまうことなどが、理由の1つとして考えられそうです。このことは、有意ではありませんが、重回帰分析の結果より、歩行活動前後および座観活動前後において、「森林に対する知識量」が同時に「活気」を高める要因にもなっていることからも支持されそうで

表20 座観前後のPOMSの6尺度と個人特性の指標との重回帰分析結果

変数名	緊張―不安	抑うつ―落込み	怒り―敵意	活気	疲労	混乱
森林が好きかどうか	0.234				−0.266	
森林に対する興味	−0.423 *	−0.417 *				
森林に対する知識量		0.460 *		0.276		
過去の自然にふれた機会					0.441 **	
過去の居住地のみどりの量	0.374 *		0.499 **		−0.272	0.351 *
現在の自然にふれる機会			0.268			
神経症傾向					−0.360 *	−0.257
外向性		0.295				
開放性				0.365 *		
調和性						
誠実性		−0.482 *				
失敗に対する不安			−0.245			
行動の積極性	0.382 *	0.403 *		−0.327		0.366 *
能力の社会的位置づけ						
生態系中心主義性						
人間中心主義性				0.311		
環境無関心		−0.456 **				
修正済決定係数R^2	0.287	0.308	0.268	0.193	0.383	0.152
重相関係数R	0.613	0.662	0.600	0.518	0.679	0.481
重回帰式	0.009 **	0.014 *	0.012 *	0.026 *	0.001 **	0.051

＊＊：$p<0.01$、＊：$p<0.05$、n=33

網掛けはステップワイズ（変数選択法）によって選択された個人特性の指標の偏回帰係数。有意な関係はアスタリスクを記した。代表例を挙げると、「森林に対する興味」が低いこと、「過去の居住地のみどりの量」が多いこと、「行動の積極性」が高いことが、森林環境の座観後にPOMSの「緊張―不安」を上昇させる要因であることが読み取れる。すなわち、森林に対する興味や過去の居住地周辺にみどりが少なく、行動の積極性が低い人が、座観後により「緊張―不安」が低下する可能性がある。

す。

また、森林浴の心理的効果を平均的に向上させる要因として、「森林に対する興味」の存在が挙げられます。「森林に対する興味」は、歩行活動前後においては、有意に「活気」を上昇させ、反対に「疲労」および「混乱」を低下させる要因になっており、座観活動前後においても、有意に「緊張―不安」および「抑うつ―落込み」を低下させる要因になっています。これについては、森林浴の心理的なストレス低減効果を引出す上で、森林についての関心や興味がとても大切であることを示唆した好例のように思われます。

さらに、この知見を応用すれば、森林に関する知識や経験を多く持つような人々には、あえて五感を開放してゆったりと森林浴を楽しむことを提案することが効率的だと思われます。また、来訪者に森林内のビジターセンターや地域の道の駅などにおいて、事前のレクチャーや情報提供を行い、当該の森林に対する関心や興味を引き出すことで、利用者の森林浴の心理的効果を高めるために効果的な対処方法とすることも可能になります。

2．ストレス低減効果と性格特性

次に、POMSの各尺度が、どのようなNeo-FFIの指標から、最も合理的に説明が可能になるのかを調べるため、重回帰分析を行いました。

①歩行活動前後では、「神経症傾向」が、POMSの尺度である「抑うつ―落込み」および「怒り―敵意」を有意に低下させました。一方、「外向性」は「活気」を有意に上昇させました。「開放性」は「活気」を有意に上昇させ「疲労」を有意に低下させました。反対に「調和性」は、「活気」を有意に低下させ、「疲労」や「混乱」を有意に上昇させました。最後に「誠実性」は、「混乱」を低下させました（**表19**）。

②座観活動前後では、「神経症傾向」が「疲労」

E ストレス低減効果と個人特性との関係

表21 個人特性の指標の変化が気分の変化に与える影響の整理

個人特性の指標	個人特性の指標の変化	森林浴の心理的効果とアクティビティの関係 座観活動	歩行活動
森林が好きかどうか	「森林が好きかどうか」が上昇すると？		
森林に対する興味	「森林に対する興味」が上昇すると？	「緊張―不安」、「抑うつ―落込み」が低下する	「活気」が上昇する 「疲労」「混乱」が低下する
森林に対する知識量	「森林に対する知識量」が上昇すると？	「抑うつ―落込み」が上昇する	「怒り―敵意」「活気」が上昇する
過去に自然にふれた機会	「過去に自然にふれた機会」が上昇すると？	「疲労」が上昇する	
過去の居住地周辺のみどりの量	「過去の居住地周辺のみどりの量」が上昇すると？	「緊張―不安」、「怒り―敵意」、「混乱」が上昇する	「怒り―敵意」が低下する
現在の自然にふれる機会	「現在の自然にふれる機会」が上昇すると？		
神経症傾向	「神経症傾向」が上昇すると？	「疲労」が低下する	「抑うつ―落込み」、「怒り―敵意」が低下する
外向性	「外向性」が上昇すると？		「活気」が上昇する
開放性	「開放性」が上昇すると？	「怒り―敵意」が上昇する	「活気」が上昇する 「疲労」が低下する
調和性	「調和性」が上昇すると？		「活気」が低下する 「疲労」「混乱」が上昇する
誠実性	「誠実性」が上昇すると？	「抑うつ―落込み」が低下する	「混乱」が低下する
失敗に対する不安	「失敗に対する不安」が上昇すると？		
行動の積極性	「行動の積極性」が上昇すると？	「緊張―不安」、「抑うつ―落込み」、「混乱」が上昇する	「活気」が低下する 「疲労」「混乱」が上昇する
能力の社会的位置付け	「能力の社会的位置付け」が上昇すると？		「活気」が低下する
生態系中心主義性	「生態系中心主義」が上昇すると？		
人間中心主義性	「人間中心主義」が上昇すると？		
環境無関心	「環境無関心」が上昇すると？	「抑うつ―落込み」が低下する	「抑うつ―落込み」「疲労」、「混乱」が低下する

重回帰分析の結果を元に個人特性の指標の変化と座観前後および歩行前後の気分の変化の関係を整理した。この表からは、たとえば、個人特性の指標の1つである「神経症傾向」が上昇すると、座観後には、POMSの尺度である「疲労」が低下すること、歩行後には、「抑うつ―落ち込み」「怒り―敵意」が低下することなど、各個人特性の指標の程度が、森林内で行われる各活動を通じて、どのような気分の変化をもたらすのかが読み取れる。

を、「誠実性」が「抑うつ―落込み」を有意に低下させました。一方、「開放性」は「怒り―敵意」を有意に上昇させました（**表20**）。

分析結果に着目すると、多くの性格特性の指標が、統計的な意味を持って、POMSの各尺度に影響を与えていることが窺えます。このうち「神経症傾向」については、歩行活動前後で「抑うつ―落込み」「怒り―敵意」を、座観活動前後で「疲労」を低下させる重要な要因であるといえそうです。また、「外向性」の高いことが、歩行活動前後での「活気」を上昇させることが明らかになりましたが、一般的に、「神経症傾向」と「外向性」はそれぞれが相反する特性を有しているので、同じ歩行活動を行うにしても、神経症傾向の高い（外向性の低い）人は、森林浴によって、心身が癒されるような心理的効果を得るのに対して、外向性の高い（神経症傾向の低い）人は、むしろ活力を得るような心理的効

果を得ているといえそうです。このことは、運動効果のない座観活動の前後において、「外向性」が、POMSの全尺度を有意に上昇または下降させる関係にないのに対して、「神経症傾向」が「疲労」を有意に低下させる要因になっていることからも、支持されているように思われます。

また、座観活動前後で「怒り―敵意」が上昇している理由については不明な点が多いのですが、「開放性」が歩行活動前後で「活気」を上昇させ、「疲労」を低下させる要因になっていることは興味深い結果だと思われます。その理由について考えると、いわゆる「開放性」が高いこと、すなわち、他者に対して開かれた性格特性[78]が、森林浴をするにあたり、森林環境に対しても、その特性を反映して自らの心身の解放を自発的に行った結果として、このような効果をもたらしたのではないかと思われます。

一方、「調和性」は、歩行活動前後で「活気」を低下させ、「疲労」と「混乱」を招く要因となっています。なぜ、「調和性」がこのような心理的効果の低下を招くのかについては、ここでの性急な結論は避けたいと思いますが、おそらく、「調和性」の高い人は利他的であること、および心理学的に健康である[78]ことなどが関係しているのではないかと思われます。つまり、「調和性」が高い人は、そうでない人たちと比較して、元々、相対的にストレスが低く、それゆえに、森林浴から享受する心理的なストレス低減効果が、ストレスが高い状態の人に比べ、相対的に少ないと考えることは、それほど不自然ではないように思われます。

最後になりますが、「誠実性」は、歩行活動前後では「混乱」を、座観活動前後では「抑うつ―落込み」を低下させています。一般に「誠実性」が高いことは、きちんとしていて、目的を持ち、意志が強い性格特性を意味しています[78]。そのような性格特性をもち、毎日挑戦的で忙しく生活を送る人々は、知らず知らずに溜め込んだ悩みやストレスが多くあるのかもしれません。今回の結果は、そのような人たちが森林浴をすることで、彼らの心理的なストレスが減じた結果だといえそうです。

3. ストレス低減効果と自己効力感

POMSの各尺度が、どのようなGSESの指標から、最も合理的に説明が可能になるのかを調べるため、重回帰分析を行いました。

①歩行活動前後では、「行動の積極性」は有意に「活気」を低下させ、「疲労」や「混乱」を上昇させていました。また、「能力の社会的位置づけ」は、「行動の積極性」ほどではありませんが、「活気」を有意に低下させていました（表19）。

②座観活動前後では、「行動の積極性」が「緊張―不安」「抑うつ―落込み」「混乱」を有意に上昇させていました（表20）。

GSESの尺度のうち、POMSの多くの尺度と有意な関係があったのは、「行動の積極性」でした。「行動の積極性」は明確な方向を持って、「緊張―不安」「抑うつ―落込み」「疲労」「混乱」を高め、「活気」を著しく低下させる要因になっています（表19、20）。これはすなわち、「行動の積極性」が高い人は、森林浴を行うことで、心理的効果を得るどころか、場合によっては、反対に疲弊して活力が低下し、混乱して不安などが高まる可能性があることを意味しています。すなわち、森林浴が反対に心身にマイナスの影響を及ぼす可能性を示唆した結果とも考えることが可能です。このように、「行動の積極性」が高い場合には、心理的なストレス状態を感じてしまう場合もありそうですが、これを反対に読み替えると、「行動の積極性」が低いほど、「混乱」が低下し、「活気」が上昇するというように捉えることも可能になるでしょう。

4. ストレス低減効果と価値観・関心

POMSの各尺度が、どのようなTBS-testの指標から、最も合理的に説明が可能になるのかを調べるため、重回帰分析を行いました。

①歩行活動前後では、TBS-testに関わる指標について、「環境無関心」が「抑うつ―落込み」

「疲労」および「混乱」を有意に低下させていました（**表19**）。

②座観活動前後では、やはり「環境無関心」が「抑うつ―落込み」を有意に低下させていました（**表20**）。

分析の結果を見ると、価値観および関心の観点からは、「環境無関心」が森林浴の心理的効果を高める要因になっているといえそうです。**表19、20**から、「環境無関心」は、歩行活動前後および座観活動前後において、「抑うつ―落込み」「疲労」「混乱」などを低下させる要因になっていました。著者は、事前に環境に対して関心があるほど、心理的効果が高くなるであろうという予測をしていましたが、その予測と反対の結果になりました。これについては、これまでに議論したように、自然環境に対して関心がない人々は、関心が高い人々が取りそうな態度、すなわち森林環境を訪問した際においても、知識や関心があるゆえに、ある特定の対象（樹木やその他の動植物など）が気になったり、森林環境の良し悪しを価値づけるために思考をめぐらせ、熱心に森林環境を観察するようなことをするのではなく、非日常的な森林環境の中で、のびのびと五感を解放して、森林の提供するさまざまな環境要素に浸り、森林浴を満喫する方略を、自然な形で選択していることなどが考えられます。

以上を踏まえると、知識や関心の度合いに関わらず、リラックスを目的に森林浴を行う際には、できるだけ頭を空っぽにし、五感を解放して森林の環境要素を取り入れるという方法論が、その心理的効果を高める1つの有効な手段になりそうです。

F ストレス低減効果と森林浴中の活動の関係

森林内で行われる静的な活動は、大きく散策などの歩行活動と、座って風景を眺める座観活動が代表的な例として挙げられるでしょう。そこで、今度は森林内で行われる両活動ごとに分けて、個人特性がストレス低減効果にどのように反映されるのかについて、POMSの各尺度を軸として見てみたいと思います。

1. ストレス低減効果と歩行活動

まず、**表19**は、歩行活動前後のPOMSの各尺度の得点の差を目的変数（POMS後値－POMS前値＝目的変数）とし、個人特性の17指標を説明変数として、ステップワイズ法を用いて重回帰分析を行った結果を整理したものです。これを見ると、「抑うつ―落込み」「怒り―敵意」「活気」「疲労」「混乱」の重回帰式が式として統計的に有意（統計的に意味があることを意味しています）であり、決定係数であるR^2が高いという結果が得られています。さらに整理した**表21**をよく見ると、森林内をゆったりと散策する場合に、個人特性の各指標は、5つのPOMS尺度へ意味のある影響を与えていますが、特に「活気」と「怒り―敵意」の得点に強く影響しているといえそうです。

ここで、歩行活動において、改めてPOMSの尺度ごとに個人特性との関係を着目すると、森林浴のストレス低減効果に影響する個人特性の要因は以下のように整理が可能です。

①緊張―不安

開放性や行動の積極性などとの関連が見られますが、それほど強い要因にはなっていません。

②抑うつ―落込み

森林が好きなこと、神経症傾向が高いこと、環境無関心であることは、抑うつや落込みを低下させる要因として働いています。

③怒り―敵意

森林に対する知識量があることが、怒りや敵意を上昇させています。一方で、過去の居住地周辺の自然が豊かであったことや、神経症傾向の高いことが怒りや敵意を低下させています。

④活気

森林に興味があり、知識量が多いこと、外交的で開放的であることは、活気を高める要因と

して働きます。しかし、調和性が高いこと、行動の積極性、能力の社会的位置づけが高いことは、活気を低下させることに繋がる可能性があるようです。
⑤疲労
　森林に興味があること、性格が開放的であること、環境に対して関心がないことは、森林浴を体験することで、疲労をより低下させます。しかし、反対に性格的に調和的であること、行動の積極性が高いことは、疲労を上昇させる要因になり得る可能性がありそうです。
⑥混乱
　森林に興味があること、性格的に誠実であること、環境に対して関心がないことは、歩行活動を体験することで、混乱をより低下させます。しかし、性格が調和的であることおよび行動の積極性が高いことは、反対に歩行活動によって、ストレスを受ける可能性がありそうです。

2. ストレス低減効果と座観活動

　一方、**表20**は、座観活動前後のPOMSの各尺度の得点の差を目的変数（POMS後値－POMS前値＝目的変数）として、個人特性の17指標を説明変数として、ステップワイズ法を用いて、重回帰分析を行った結果を整理したものです。さらに整理した**表21**をよく見ると、「緊張―不安」「抑うつ―落込み」「怒り―敵意」、「活気」「疲労」の重回帰式が式として有意であり、決定係数であるR^2が高いという結果が得られています。すなわち、森林内でゆったりと風景を鑑賞する場合に、個人特性の各指標は、5つのPOMS尺度へ意味のある影響を与えていることが指摘できそうです。

　ここで、歩行活動と同様に、座観活動についても、改めてPOMSの尺度ごとに個人特性との関係に着目してみると、森林浴のストレス低減効果に影響する個人特性の要因は以下のように整理が可能です。
①緊張―不安
　森林に興味があることが、緊張や不安を低下させる要因として働きます。一方で、過去の居住地の自然が豊かであること、行動の積極性が高いことは、森林浴をすることで、結果的に緊張や不安を高める要因になっている可能性がありそうです。
②抑うつ―落込み
　森林に興味があること、性格的に誠実であること、環境に対して関心がないことは、抑うつや落込みを低下させる要因として働きます。一方で、森林に対して知識があること、行動の積極性が高いことは、抑うつや落込みを上昇させる要因として働く可能性がありそうです。
③怒り―敵意
　座観活動においては、過去の居住地の自然が豊かであること、性格が開放的であることは、怒りや敵意を上昇させる要因として働く可能性がありそうです。
④活気
　森林に対する知識量、行動の積極性、人間中心主義的な価値観などとの関連が見られますが、それほど強い要因にはなっていないようです。
⑤疲労
　過去に自然にふれた経験が豊かであることは、疲労を上昇させる要因として働く可能性があります。その一方で、神経症傾向が高いことは、疲労を低下させる要因として働く可能性がありそうです。
⑥混乱
　過去の居住地の自然が豊かであること、行動の積極性が高いことは、混乱を上昇させる要因として働く可能性がありそうです。

まとめ

　本章では、個人特性が森林浴のストレス低減効果に与える影響を調べるために、オンサイトの森林環境にて気分の変化を調べる実験を行いました。まず4タイプの調査票を用いて17の指標から個人特性を調べ、さらにPOMSの6尺度を用いて森林浴の前後における気分の変化を調

べました。そして、そこから心理的なストレス低減効果を算出しました。その後、個人特性と心理的なストレス低減効果との関係について重回帰分析を用いて分析を行いました。

その結果、森林浴には心理的なストレス低減効果があることが確認されるとともに、歩行および座観の活動別にPOMSの各尺度に、影響を与えている個人特性の指標や、その影響の大きさが整理され、森林浴が神経症傾向の高く、外向性や自信の低いタイプの人により効果的である可能性や、個人の状況、経験、知識、性格特性、自己効力感、価値観、関心などの要因によって、森林浴による心理的なストレス低減効果が異なる可能性が明らかになりました。また、歩行活動または座観活動などの活動の違いによって、各個人特性が森林浴の心理的なストレス低減効果に影響する機序が異なる可能性があることも明らかにされました。このように、結果的に個人特性に由来して、ストレス低減効果に差異が生じる可能性と、その特徴が示されたといえます。

しかし、やはり、今回の実験は限られた特定の被験者によって得られた結果に拠っており、今回の結果だけでは断定できないことも多くあります。今後は、さらに個人特性と森林が有する身体的および心理的なストレス低減効果との関連について科学的に追求していくことが必要になるでしょう。そのためには、同じ実験条件で、さらに被験者数を多くして追加的な分析を行うことが必要です。また、Neo-FFI以外の性格特性を調べる調査票を用いるなど、他の臨床的なアプローチによって森林浴のストレス低減効果との関係を調べる調査を行ったり、個人の遺伝的特性などの生物学的な特性との関係を調べたような研究と付き合わせて、さらに精査する必要がありそうです。

また、今回は、議論の範囲を明確にするために、森林環境の物理的な環境条件については全く言及していませんが、今後、森林環境の設計・整備についてより深慮していくためには、森林浴のストレス低減効果に甚大な影響を与える個人特性を絞込み、さらに環境条件（森林の植生、天候、樹木密度、森林内の明るさなど）との関係についても解明していく必要があるでしょう。

第3章 神経症傾向と森林浴のストレス低減効果との関係

A 健常者の神経症傾向について

現在、様々な社会的ストレスの増加により、気分障害（大うつ病、双極性障害など）、不安障害（全般的不安障害、強迫性障害、社交不安障害など）の精神疾患を抱える人たちが急増しています。たとえば、厚生労働省の患者調査の概況[79]によると、気分障害の推定外来患者数および入院患者数の合計が平成8年の60.3千人に比べて平成20年は108.8千人と約1.8倍にも増加しているとのことです。また、そのような患者に対して、森林環境を活用した補完・代替医療の可能性が確実に高まっていると考えられます。

しかし、疾患を予防するという予防医学的な観点から考えた場合、もし疾患に陥る前の時点で、疾患予備群の精神的・身体的状態を改善することができれば、高騰し続ける医療費を抑制し、将来的には多くの人々に対して、QOLの維持や創出に寄与することが期待できるのではないかと思われます。

そのためには、あらかじめ、気分障害や不安障害に親和性の高い性格や特性を有する人々を対象にして、森林環境が彼らにどのように捉えられ、それがどのようにストレス低減効果として繋がっていくのかについて調べておくことが必要になるでしょう。そのような情報は、今後、予防医学としての補完・代替医療の立場から、健常者を対象とした、森林浴の効果的な方法について検討するための貴重な知見になるものと思われます。また、それが進めば、最終的に国民のニーズへの応答や健康維持への効果的な貢献へと繋がるでしょう。

そこで、本章では、疾患ではない正常な範囲で、性格的に神経症傾向の高い利用者に着目したいと思います。彼らの森林環境の印象の評価および森林浴前後での気分の変化、最終的な森林浴の感想を調べることで、神経症傾向の高い人々が森林環境をどのように捉え、それを踏まえて森林浴のストレス低減効果をどのように享受しているのか等について整理してみたいと思います。

B 調査・分析方法

1. 実験の概要

実験の概要は、調査地、被験者、当日の天候状態、実験条件など、第Ⅰ部第3章〜第Ⅱ部第2章までのスケジュールで紹介したものと同じです。ここでは、便宜的に本章で関係する部分を抽出したものを図38に記載しておきます。また、"感想アンケート"を行った結果を分析に使用する点が前章までと異なります。感想アンケートは森林浴実験が終了し、ホテルに帰る前に、調査現場の近辺に設置された控え室にて、各被験者に配布し、それぞれに回答を求めました。

2. 調査票

健康な人々の神経症傾向を調べるために、ここでは、特に、「性格特性」および「自己効力感」に着目することにしました。まず、被験者の性格特性について把握するために、"Neo-FFI"を調査票として用いることにしました。また、被験者の自己効力感に関する考え方を把握するために、"GSES"を調査票として用いました。こ

B　調査・分析方法

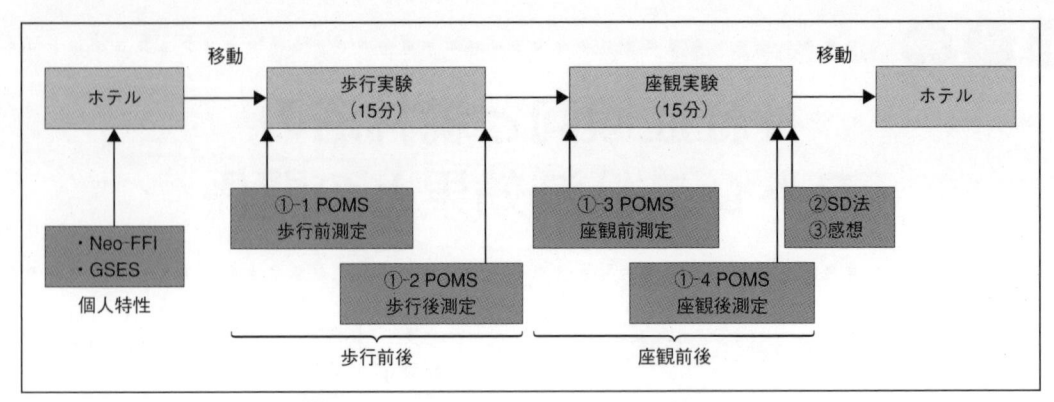

図38　第Ⅱ部第3章に関係する調査を実施したタイミング

個人特性はNeo-FFとGSESのみを、SD法は第Ⅱ部第1章と同じデータを、POMSは第Ⅱ部第2章と同じデータを使用した。また、座観が終わったあとに控え室で森林浴の感想について調べるために「感想」アンケートを実施した。

こでは以上の2つの調査票によって把握される、各被験者に正常な範囲で内在する神経症傾向（Neo-FFI）および不安傾向（GSES）の特性を併せて、とくに白抜きの括弧付きで『神経症傾向』と定義して、以後の議論を進めたいと思います。

① Neo-FFIの特徴

前章までに述べたように、Neo-FFI（Neo Five Factor Inventory）は、健康な人の性格特性を測定するために、臨床の現場などで用いられる調査票です。Neo-FFIでは、性格の5つの主要な次元である神経症傾向（Neuroticism）、外向性（Extraversion）、開放性（Openness）、調和性（Agreeableness）、誠実性（Conscientiousness）を60項目および5件法によって測定することが可能です。ここでは、このうち、「神経症傾向（Neuroticism）」の次元に着目することで、本研究で狙いとする『神経症傾向』の度合いによる被験者の分類が可能になると考えました。

② GSESの特徴

GSES（General Self-Efficacy Scale）は、一般の人々の自己効力感を査定するための代表的な調査票の1つです。16項目かつ2件法の調査票によって、「行動の積極性」「失敗に対する不安」「能力の社会的位置づけ」の3指標から説明されます。一般的に、神経症傾向の指標の下には、下位尺度として「不安」「敵意」「抑うつ」「自意識」「衝動性」の5つがあると考えられていますが、GSESの「失敗に対する不安」に着目し、「不安」に関する指標として用いることで、『神経症傾向』が高い人の中でも不安感の高い群と、『神経症傾向』が低くさらに不安感の低い群という、対照的な2群を比較することが可能になり、より焦点を絞った被験者の分類が可能になると考えたため、GSESの「失敗に対する不安」を指標として選択しました。

③ 他の調査票の概要

本章で用いるデータは、㋐歩行および座観前後の気分の変化（心理的なストレス低減効果）を調べるため、前章で用いたPOMS短縮版を用いた調査データおよび、㋑森林環境に対する印象評価を調べるために用いたSD法調査票による調査データ、㋒最終的な森林環境の体験の感想について調べるための感想アンケートを作成し、調査を実施したデータも併せて分析に用いることにしました（図39）。

C　神経症傾向による被験者の分類

1．被験者の分類方法

①まず、Neo-FFIの「神経症傾向（Neuroticism）」とGSESの「失敗に対する不安」の両

森林浴を行っていた時を回想してください。どのような気持ちでしたか？
（選んで○をつけてください）

非常にワクワクした　ワクワクした　ややワクワクした　どちらでもない　やや落ち着いた　落ち着いた　非常に落ち着いた

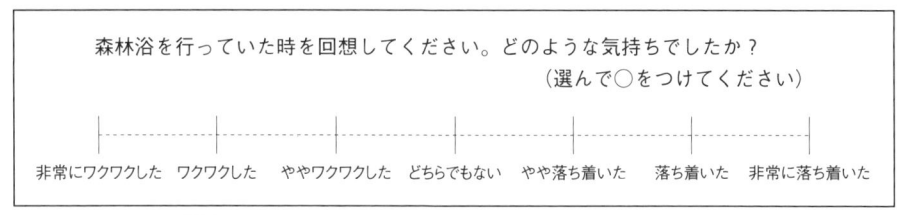

図39 森林浴後の「感想」に関するアンケート（感想アンケート）

※非常にワクワクした〜ややワクワクした＝ワクワクした群、非常に落ち着いた〜やや落ち着いた＝落ち着いた群、どちらでもない＝どちらでもない群、として集計した。

方の得点が、それぞれ全体の平均値よりも高い被験者を『神経症傾向』の「高群」とし、それぞれ全体の平均値よりも低い被験者を『神経症傾向』の「低群」として分類しました。

②『神経症傾向』の「高群」がどのように森林環境の印象評価を行っているのかを調べるため、SD法の結果について、「低群」と比較した分析を行いました。

③『神経症傾向』の「高群」が森林環境から享受する心理的効果の特徴について調べるため、活動ごとのPOMS結果について、「低群」と比較した分析を行いました。

④『神経症傾向』の「高群」がどのように森林環境の最終的な感想を懐いたのかを調べるために、感想アンケートの結果について、「低群」の被験者と比較した分析を行いました。

⑤上記の②〜④の分析結果を整理し、『神経症傾向』の「高群」と「低群」の間で、森林環境の印象評価→森林浴による心理的なストレス低減効果→最終的な感想の流れがどのように異なるのかについての整理を行いました。

この順に分析や考察を行った理由は、人間はまず五感を通じて周囲の環境を認知し、その結果が心理的な気分の変化に作用するという機序を想定したことに起因します。また、最終的には、そのような心理的なストレス低減効果の相違が、森林浴の感想として言語として集約されることが考えられることから、感想についても把握しようと考えました。

2．被験者の分類結果

まず、各被験者に対する神経症傾向（Neo-FFIの指標）と失敗に対する不安（GSESの指標）の集計結果を整理したところ、両指標はかなり相関（相関係数0.79）が高いことがわかりました。そこで、神経症傾向および失敗に対する不安の得点が、全体よりも高い被験者らを『神経症傾向』の高い群（以降；「高群」、n＝12）、全体よりも低い被験者らを『神経症傾向』の低い群（以降；「低群」、n＝14）として比較分析の対象にしました（図40、41）。

D　分析結果

1．『神経症傾向』が森林浴以前の気分の状態に与える影響

歩行活動および座観活動を行う前の分析対象者の気分の状態について調べるため、それぞれにPOMSの6尺度に対する「高群」と「低群」の得点を整理し、両群間で統計的な検定を行いました。その結果、歩行活動では、「怒り―敵意（$p<0.05$）」、「疲労（$p<0.05$）」については有意な、「混乱（$p<0.08$）」については差のある傾向が見られました。具体的には、3つの尺度について歩行前から「高群」が高い、すなわち、「低群」よりもストレス状態が高いことが確認されました（表22）。

また、座観活動では、「怒り―敵意（$p<0.08$）」は差のある傾向が、「疲労（$p<0.05$）」は有意差が見られ、2つの尺度について「高群」が高

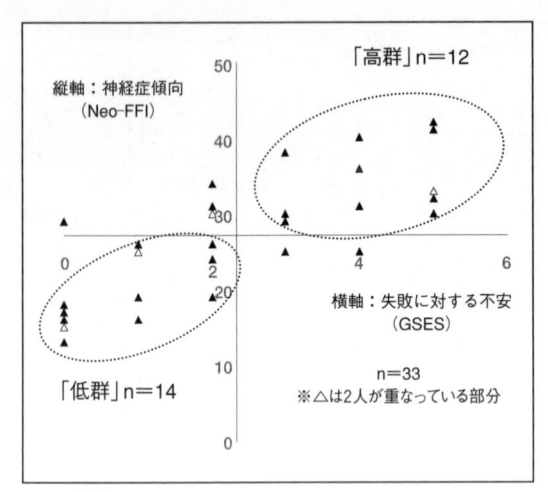

図40 神経症傾向と失敗に対する不安の得点分布

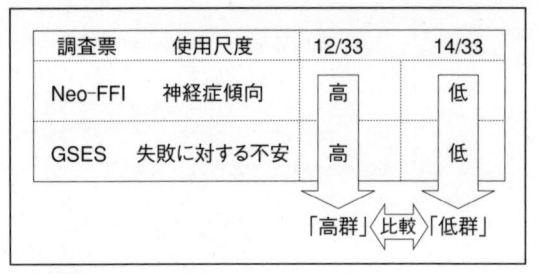

図41 『神経症傾向』の「高群」と「低群」の分類方法

く、歩行前と同様に、やはり「高群」は「低群」よりもストレス状態が高いことが確認されました（**表23**）。

2. 『神経症傾向』が森林環境の印象評価に与える影響

『神経症傾向』と森林環境に対する印象評価との関係を調べるため、両群ごとにSD法の結果を集計し、統計的な検定を用いて両群の結果を比較しました（**図42**）。

その結果、「人工的な―自然な」、「親しみやすい―親しみにくい」、「嫌いな―好きな」の3つの尺度において、両群間で評価に差のある傾向が認められました。より具体的には、両群の被験者とも、森林環境に対して自然性を高く評価していますが、相対的に「高群」の方が、「低群」よりも、有意に人工的であるという評価を行っていました（$p < 0.05$）。また、「高群」の方が、「低群」よりも、森林環境を親しみやすく（$p < 0.09$）かつ好ましい（$p < 0.07$）という評価を行う傾向にありました（**表24**）。

3. 『神経症傾向』がストレス低減効果に与える影響

①歩行活動前後の「高群」と「低群」の比較結果

歩行活動前後での、分析対象者の気分の状態の変化について調べるため、POMSの6尺度を対象に、「高群」と「低群」の得点を整理し、両群間で統計的な検定を行いました。その結果、全ての尺度において、「高群」の方にストレスの低下傾向が認められ、特に「怒り―敵意」尺度について有意差（$p < 0.05$）が確認されました（**表25**）。

②座観活動前後の「高群」と「低群」の比較結果

座観活動前後での、分析対象者の気分の状態の変化について調べるため、POMSの6尺度を対象に、「高群」と「低群」の得点を整理し、両群間で統計的な検定を行ったところ、歩行活動の前後と同様に、全ての尺度において、「高群」の方にストレスの低下傾向が認められました。特に「活気（$p < 0.05$）」尺度については有意差が、「疲労（$p < 0.09$）」尺度についても、「高群」が「低群」よりも低下する傾向にあることが確認されました（**表26**）。

4. 『神経症傾向』が森林浴の体験後の感想に与える影響

『神経症傾向』と森林環境に対する認識との関係を調べるため、両群ごとに、森林浴後の感想に関する調査票（感想アンケート）の結果を集計しました。さらに統計的な検定を用いて両群の結果を比較しました（**表27**）。

表22 『神経症傾向』：「高群」と「低群」の歩行活動前に関する比較

歩行活動前の比較	緊張―不安	抑うつ―落込み	怒り―敵意	活気	疲労	混乱
「高群」 n＝12	39.83	42.92	41.33	34.00	43.92	48.67
「低群」 n＝14	36.62	41.38	37.38	37.38	36.15	43.23
p値	0.29	0.41	0.02	0.15	0.05	0.08
検定			＊		＊	＃

Kruskal-Wallis test、＊p＜0.05、#p＜0.10

「高群」は歩行前から「怒り―敵意」および「疲労」の値（T得点）が「低群」よりも高く、他の尺度においても相対的にストレスが高い状態にあった。

表23 『神経症傾向』：「高群」と「低群」の座観活動前に関する比較

座観活動前の比較	緊張―不安	抑うつ―落込み	怒り―敵意	活気	疲労	混乱
「高群」 n＝12	39.25	44.25	40.08	33.08	47.00	49.08
「低群」 n＝14	36.62	42.15	37.38	34.69	37.23	44.31
p値	0.28	0.44	0.07	0.43	0.02	0.16
検定			＃		＊	

Kruskal-Wallis test、＊p＜0.05、#p＜0.10

「高群」は座観前から「疲労」や「怒り―敵意」の値（T得点）が「低群」よりも有意に高い、あるいは高い傾向にあり、他の尺度についても「低群」よりも相対的にストレスが高い状態にあった。

まず、森林散策後における両群の感想を調べたところ、「落ち着いた」とする分析対象者が「高群」が6名、「低群」が11名でした。また、「ワクワクした」とする分析対象者が「高群」が6名、「低群」が1名、「どちらでもない」とする分析対象者が「高群」が0名、「低群」が1名でした。また、両群間で、「どちらでもない群」を除いて、「落ち着いた群」と「ワクワクした群」との間で、「高群」―「低群」間の統計的な検定を行ったところ統計的に有意な差異が確認されました（p＜0.05）。

E 森林浴前から森林浴後の感想までの関連性

1. 『神経症傾向』と森林環境の印象評価および最終的な感想

印象評価の比較では、「高群」は「低群」に比較して、極端に自然性を高く評価しない、親しみやすい、好ましいという結果になりました。これはすなわち、『神経症傾向』の高い人たちは、森林環境に対して、親しみやすく、より好ましいと感じる傾向を持つ可能性があるということを意味しています。また、それなりに森林環境に対して高い自然性［6.17（得点）/7（満点）］を感じていながらも、『神経症傾向』の低い人たち［6.62（得点）/7（満点）］に対して、相対的に自然性の評価が低い結果が得られています。これについては、『神経症傾向』の高い人たちにとって、森林環境は、親しみやすく、好ましい対象であるため、非日常性の高い自然環境として捉えることにならず、相対的に自然性の評価が抑制されたことなどが考えられそうです。

また、感想の比較結果では、森林浴実験後において、「高群」は「ワクワクした」と「落ち着いた」が6名ずつの同数であったのに対して、「低群」はほとんどの分析対象者が「落ち着いた」という結果が得られました。今回の実験で行った森林浴の体験方法は、積極的に何かを探求するような活動ではなく、1人森林内の環境でゆったりと五感を使って体感してもらうという、比較的受身な環境体験に属する活動だと思われます。したがって、「高群」の半分の分析対象者が「ワクワクした」という感想を懐いていたことは、非常に興味深い結果だといえそうです。これはすなわち、『神経症傾向』の高い人たちは、

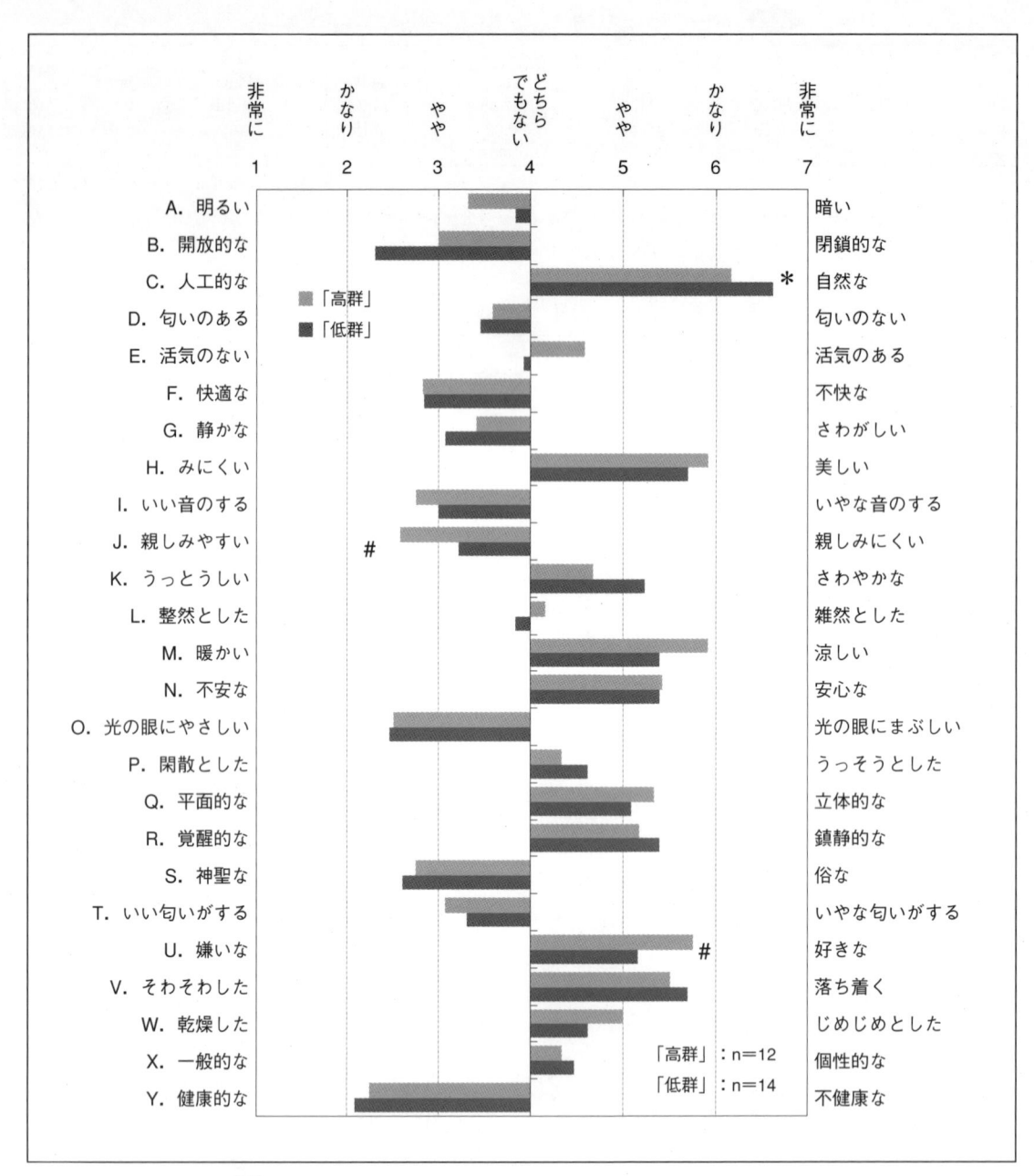

図42 『神経症傾向』:「高群」と「低群」の森林環境の印象評価に関する比較

※アルファベットは各形容詞対の短縮記号を意味している。
また、表上部数値を各形容詞対に対する得点として集計した。

「高群」と「低群」間の印象評価の結果は、ほぼ同じようなプロフィールを描くことがわかった。しかし、検定（Kruskal-Wallis test）の結果、両群間に「人工的な―自然な」に有意差（$p<0.05$）が、「親しみやすい―親しみにくい」、「嫌いな―好きな」に差のある傾向（$p<0.10$）が認められた。

表24 「神経症傾向」：「高群」と「低群」の森林環境に対する印象評価の比較

形容詞対 (上段：1～下段：7)	明るい ―暗い	開放的な ―閉鎖的な	人工的な ―自然な	匂いのある ―匂いのない	活気のない ―活気のある	快適な ―不快	静かな ―さわがしい	みにくい ―美しい	いい音のする ―いやな音のする
[高群] n=12	3.33	3.00	6.17	3.58	4.58	2.83	3.42	5.92	2.75
[低群] n=14	3.85	2.31	6.62	3.46	3.92	2.85	3.08	5.69	3.00
p値	0.295	0.191	0.024	0.906	0.216	0.815	0.501	0.584	0.779
検定			*						

形容詞対 (上段：1～下段：7)	親しみやすい ―親しみにくい	うっとおしい ―さわやかな	整然とした ―雑然とした	暖かい ―涼しい	不安な ―安心な	光の眼にやさしい ―光の眼にまぶしい	閑散とした ―うっそうとした	平面的な ―立体的な	覚醒的な ―鎮静的な
[高群] n=12	2.58	4.67	4.17	5.92	5.42	2.50	4.33	5.33	5.17
[低群] n=14	3.23	5.23	3.85	5.38	5.38	2.46	4.62	5.08	5.38
p値	0.094	0.181	0.477	0.264	0.977	0.690	0.977	0.649	0.548
検定	#								

形容詞対 (上段：1～下段：7)	神聖な ―俗な	いい匂いがする ―いやな匂いがする	嫌いな ―好きな	それそれした ―落ち着く	乾燥した ―じめじめした	一般的な ―個性的な	健康的な ―不健康な
[高群] n=12	2.75	3.08	5.75	5.50	5.00	4.33	2.25
[低群] n=14	2.62	3.31	5.15	5.69	4.62	4.46	2.08
p値	0.626	0.644	0.068	0.646	0.240	0.586	0.725
検定			#				

Kruskal-Wallis test, *p＜0.05, #p＜0.10

「人工的な―自然な」に有意差が、「親しみやすい―親しみにくい」および「嫌いな―好きな」に差のある傾向が認められた。
この結果は「高群」は「低群」に比べて、森林環境に対して適度に自然性を感じており、より親しみやすく、好ましく感じている可能性を示唆している。

表25 『神経症傾向』:「高群」と「低群」の歩行活動前後に関する比較

歩行活動前後の比較	緊張―不安	抑うつ―落込み	怒り―敵意	活気	疲労	混乱
「高群」n＝12	−1.92	−1.08	−2.83	5.75	−2.75	−1.92
「低群」n＝14	−1.31	0.15	0.54	2.85	−1.00	0.00
p値	0.76	0.18	0.03	0.25	0.31	0.25
検定			*			

ANOVA、*p＜0.05、#p＜0.10

ここでの分析対象は、歩行活動後から歩行活動前のT得点の値を引いた差分（歩行活動前後）の各群平均値である。歩行後に「高群」は「低群」よりも全ての尺度において高い気分の改善効果が確認された。特に「怒り―敵意」は有意に「低群」よりも低下したことから、歩行活動が「高群」にとって「怒り―敵意」の低下に高い効果をもたらしたことがわかる。

表26 『神経症傾向』:「高群」と「低群」の座観活動前後に関する比較

座観活動前後の比較	緊張―不安	抑うつ―落込み	怒り―敵意	活気	疲労	混乱
「高群」n＝12	−0.50	−23.00	−1.00	4.00	−6.50	−2.75
「低群」n＝14	−0.23	−8.00	0.15	−0.92	−2.31	0.08
p値	0.87	0.34	0.10	0.05	0.09	0.16
検定				*	#	

ANOVA、*p＜0.05、#p＜0.10

ここでの分析対象は、は座観活動後から座観活動前のT得点の値を引いた差分（座観活動前後）の各群平均値である。座観活動後に「高群」は「低群」よりも全ての尺度において高い気分の改善効果が確認された。特に「活気」が「低群」よりも有意に上昇し、「疲労」が高い低下傾向にあったことから、座観活動が「高群」にとって「活気」と「疲労」の回復に高い効果をもたらしたことがわかる。

表27 『神経症傾向』:「高群」と「低群」の森林浴後の感想についての比較

	ワクワクした群	落ち着いた群	どちらでもない群
「高群」(n＝12)	6名	6名	0名
「低群」(n＝14)	1名	12名	1名

	ワクワクした群	落ち着いた群	検定結果
「高群」(n＝12)	6名	6名	*
「低群」(n＝13)	1名	12名	

Fisherの直接確率法、*：p＜0.05

森林浴実験終了後の控え室で行った「森林浴後の感想に関するアンケート（感想アンケート）」の各被験者の得点を集計した。7段階の選択肢のうち"非常にワクワクした～ややワクワクした"の3段階を「ワクワクした群」、"非常に落ち着いた～やや落ち着いた"の3段階を「落ち着いた群」、"どちらでもない"の段階を「どちらでもない群」として分類した。ここでは、主にどちらでもない群を除いた分析結果について述べている。

森林浴に対して、多様な感想を懐く可能性があることを意味しており、『神経症傾向』の高い人たちに効果的なプログラムや環境設計を行う場合には、充分にその点に留意することが必要だと思われます。また、反対に『神経症傾向』の低い人たちは、総じて「落ち着いた」とすることについても有意義な情報になりそうです。

2.『神経症傾向』と森林浴の心理的効果および心身相関の関連性

まず、「高群」の分析対象者は、歩行前および座観前から「怒り―敵意」「疲労」「混乱」などの尺度に関して、「低群」よりも得点が高く、相対的に高いストレス状態にあったといえそうです。また、「高群」および「低群」間で、歩行活動前後の差分を比較すると、全ての尺度におい

て、「高群」の方にストレス低減の傾向が認められ、特に「怒り―敵意」尺度について相対的に高い低減が確認されました。すなわち、森林浴の歩行活動は、『神経症傾向』の高い人たちに対して、より効果的であり、特に「怒り―敵意」の気分を沈静化する効果が高いことが考えられます。

また、座観活動後に前後差を比較すると、歩行活動前後と同じく、全ての尺度において、「高群」の方にストレス低下の傾向が認められましたが、特に「低群」よりも「活気」を上昇させ、「疲労」を低下させる傾向が確認されました。これはすなわち、森林浴の座観活動は、『神経症傾向』の高い人たちに対して、より効果的であり、特に「活気」の気分を昂進させ、「疲労」の気分を沈静化する効果が高いことが考えられます。

3. 印象評価・森林浴のストレス低減効果・感想の関連性

これまでの分析の結果および考察を図43に整理しました。森林環境に対する印象評価では、『神経症傾向』の高い人たちの方が、森林環境をより「好ましい」「親しみやすい」「ほどよく自然的である」と捉えていました。一方、そのような森林環境の捉え方をする人たちは、森林浴を行う前には、『神経症傾向』の低い人たちよりもストレスの高い状態にあるようです。しかし、歩行活動後には、より怒りや敵意の気分が和らぎ、また、座観活動後に活気が高まり、疲労が和らいだという結果が得られています。これはすなわち、森林環境をより好意的に評価する傾向にある『神経症傾向』の高い人たちにこそ、森林浴がより効果的な場合がある可能性を示唆しているものと思われます。

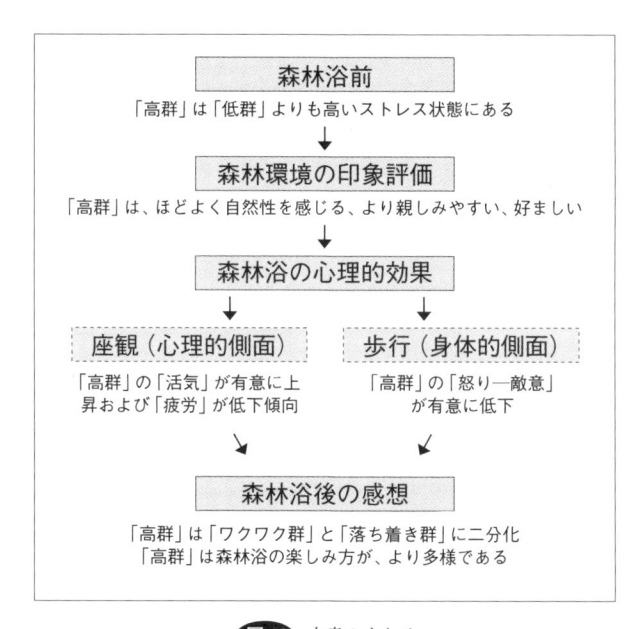

```
┌─────────────────────────────────────────┐
│              森林浴前                    │
│  「高群」は「低群」よりも高いストレス状態にある  │
│              ↓                          │
│          森林環境の印象評価                │
│ 「高群」は、ほどよく自然性を感じる、より親しみやすい、好ましい │
│              ↓                          │
│          森林浴の心理的効果                │
│   ┌──────────┐   ┌──────────┐          │
│   │座観(心理的側面)│   │歩行(身体的側面)│   │
│   └──────────┘   └──────────┘          │
│  「高群」の「活気」が有意に上  「高群」の「怒り―敵意」 │
│   昇および「疲労」が低下傾向    が有意に低下      │
│              ↓    ↓                     │
│          森林浴後の感想                   │
│  「高群」は「ワクワク群」と「落ち着き群」に二分化 │
│  「高群」は森林浴の楽しみ方が、より多様である    │
└─────────────────────────────────────────┘
```

図43 本章のまとめ

「高群」と「低群」を森林浴以前の状態から、森林環境の印象評価の段階、座観活動または歩行活動を行っているときの状態、最後の森林浴後の感想について時系列的に比較した結果を整理した。「高群」は「低群」と比べ、森林浴前からストレス状態が高く、森林環境に対する印象評価も異なり、森林浴の心理的効果も高いこと、感想も多様であることなどが明らかにされた。

また、今回は統計的な検討を行っていないため、論考的な考察に留まりますが、森林浴後の最終的な感想に対する回答を求めた際、「高群」が「ワクワクした」人たちと「落ち着いた」人たちに二分化されました。これについて、これまでの分析結果（**表25、26**）などと併せて考えると、たとえば森林浴の座観活動を行うことで、より活気が高まって「ワクワクした」人たちと、より疲労が和らいで「落ち着いた」人たちに分かれ、それが最終的な感想に反映された可能性なども考えられるでしょう。

まとめ

本章では、不安障害に親和性が高い特性だと思われる神経症傾向について『神経症傾向』を指標とし、その高低によって対象者を分類し、森林環境の印象評価および森林浴のストレス低減効果、最終的な感想について調べました。その結果、『神経症傾向』が高い人たちは、森林環境に対して、より好ましく、親しみやすく、適度に自然性が高い環境であるとして評価しているようでした。また、森林浴の前から、相対的に高いストレス状態にあるようですが、短時間の歩行活動を行うことで、特に、怒りや敵意の感情が沈静化し、座観活動を行うことで、活気が昂進し、疲労が低下する可能性が示唆されました。さらに「低群」とは異なり、「ワクワクした」「落ち着いた」という感想に二分化される可能性が示唆されましたが、その理由についても座観活動の効果という観点から整理されました。

また、ここでは複数の調査票を用いて、被験者の主観的な応答結果を対象に分析を行いましたが、より科学的なエビデンスが求められるような昨今の政策の動向にあっては、別途、神経症傾向や抑うつ傾向に関する医学および生理学的な検討も必要になるかも知れません。また、研究成果を現場に応用的に落とし込んでいくためには、これまでに各地で展開されてきた、一般的な森林浴に供するプログラムや森林環境の意匠を基礎としつつも、今回のような研究成果を踏まえて、健常かつ性格的に神経症傾向が高い人たちの様に、ストレスに弱い（であろう）特性を有する人たちに、より効果的に森林浴を体験してもらえるようなプログラム、および意匠のあり方について考えていくことが必要になるものと思われます。

第4章 個人差に配慮したプログラム・森林環境整備方策の展開

A　より実践的な管理へ

　これまでの分析によって、森林環境の印象評価、森林浴の心理的効果および感想には、個人特性の異同によって差異が生じることが明らかにされました。また前章では、神経症傾向という特定の指標に的を絞って議論を行いましたが、この内容は神経症傾向の人々に効果的な森林浴体験をもたらす具体的な指針を設定する意味で、大変有意義な知見になるものと思われます。

　主に第Ⅰ部で議論してきたように、森林浴に関する研究のほとんどは、基本的に個人差や被験者の特性および多様性を対象とした研究ではなく、平均的な効果の検証等を行うアプローチが主流でした。

　まずは、広く森林浴の効果を知ってもらい、森林浴に供する森林整備を進めるための知見を整えることが大切なので、必要なことだったと思います。実際に、現場実験および室内実験による実際的な研究の積み重ねにより、国内の多くの地方自治体に、科学的な効果判定に基づいた森林セラピー基地・森林セラピーロードが設定されており、地域住民の健康維持や都市住民のヘルスツーリズム、癒しの場として利用されています[80〜84]。

　しかし、森林浴を予防医学として、補完・代替療法の1つ[85]と考える立場から、これまで本書で議論を重ねてきたように、個々人の特性に応じて森林浴の生理的または心理的なストレス低減効果あるいはリラックス効果などが異なるとするならば、各利用者の有する来訪目的や個人特性、体力などに応じて、最も効果的かつ時間経済的にストレス低減効果の高度発揮が可能になるような適用が求められることになると思われます。すなわち、近い将来には、利用者の抱える問題を洗い出し、その問題を少しでも効率的に解消する、あるいは緩和するような森林浴に資する環境の整備が求められる局面が生じるに違いありません。そのような事態に対応するためには、あらかじめ受け入れ側において、あらゆる利用者の特性に対応できるように、多様な要素からなる森林環境を整備するのはもちろんのこと、様々な嗜好性や目的および個人特性を有する利用者に対して、適切な効果をもたらすアクティヴィティおよび複数のそれからなるプログラム、あるいは森林環境とプログラムのセットを"処方（第三者が専門的な観点から問題の解決方法を提供する、という意味）"していくことが必要になるでしょう。また、具体的な提案を行うためには、利用者の個人特性の多様性に配慮した森林浴に供するプログラム、環境設計などの森林浴に関するソフトおよびハード的な選択肢について、あらかじめ科学的かつ客観的な資料を整備し、誰に対して、何を、どのように処方すればよいのか、等に関する議論を深めておく必要があるでしょう。

　そこで、本章では、まず、これまでに森林セラピー基地や森林保養地の現場で展開されてきたプログラム、環境設計に関する情報や、森林学系の研究分野で森林浴に関して行われてきた知見を整理します。そして、さらに、森林環境が万人に利用されることを前提に、一般の人々の利用を妨げることなく、特に、心身ともに健常ではありますが、神経症傾向の高い利用者に

対して、より高い森林浴効果をもたらすプログラム、環境整備方策について提案を試みたいと思います。

B 神経症傾向の高い利用者に効果的なプログラムおよび森林環境整備方策

これまでに、健常ではあるものの、性格的に神経症傾向の高い人に対して、より効果的な森林浴環境を整備するための課題が導かれました。特に、神経症傾向の高い人とそうでない人では、環境の捉え方が異なっており、それがストレス低減効果の違いになって現れるという発見は、森林浴環境の整備に新たな課題をもたらす事実だと思われます。それでは、それらの課題を乗り越え、万人および特に、神経症傾向の高い人に効果的なプログラムなどのソフト的な選択肢、またはハードである森林の環境整備方針などに対して、どのように具体化されれば良いのでしょうか。ここでは、ソフトとしてのプログラムとハードとしての環境整備（方針）の2つの側面から考えてみたいと思います。

C 整理方法

ソフトおよびハードについて考えるためには、誰が、いつ、どのように、それを使うのかといった局面によって分類し整理しておくとより理解しやすいと思います。そこで、ここでは5W1Hといわれる分析方法[86]を用いて、それぞれ整理を試みたいと思います。ここで、5W1H分析とは、文章を構成する際などの基本的な要素として用いられるWhy、What、Who、Where、Whenのそれぞれの頭文字をとった5Wに、Howの1Hを加え、6つの側面から対象を分析する方法です。マーケティング分野においてよく用いられる方法で、「なぜ（Why）」、「何を（What）」、「誰が（Who）」、「どこで（Where）」、「いつ（When）」、「どのように（How）」といった要素を捉えることにより、企業の戦略策定、計画立案に有用な分析方法として用いられています。今回は、上記に「誰と（With whom）」を加えて、6W1Hにして分析を行うことにしました。ここでWith whomを分析対象とした理由は、環境整備やプログラムの実施にあたっては、グループや他の利用者等の相互干渉の影響を無視できない[87]と考えたことに由来します。

D プログラム

まず、プログラムについて整理すると、以下の提案が可能になると思われます。

1．When（いつ）

これまでに調べた神経症傾向の高い人の特性から、特に1人で森林浴を行う場合には、来訪者の多い森林散策コースでは人の多い日中や、または、不安感を過度に煽る夜間を避けて、早朝に森林浴を行うのが望ましいと思われます。また、そのためには、早朝に到達可能な場所を選ぶか、数日滞在して、早朝に森林浴を行い、日中は森林に関わりがあるかどうかは関係なく、他の好きな行動をするのが望ましいでしょう。

2．Where（どこで）

森林環境に対する親しみ感が高い特性を賦活し、より森林浴の効果を高めるようなプログラムの導入が求められるでしょう。具体的には、蒸し暑い夏季の日中には木陰でゆったりと日差しを避けて休息する、あるいは、春季や秋季の温暖な時に運動をともなった森林浴を行うなど、森林の環境要件をうまく利用したプログラムの展開が求められるでしょう（図44）。

また、夏季においては、日差しのやわらかく、林内の変化の多い落葉広葉樹において、散策や風景観賞、ガイドツアーなど体力の消耗が少ないプログラムを選ぶこと、春季および秋季においては、上記に加えて、ネイチャーゲーム、クラフト、森づくり体験等の運動効果を要するプログラムを選ぶのも効果的だと思われます。

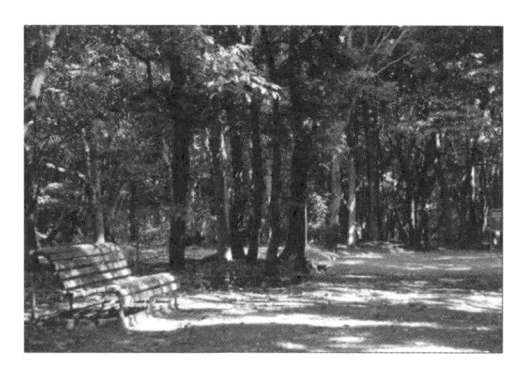

図44 木陰とベンチ

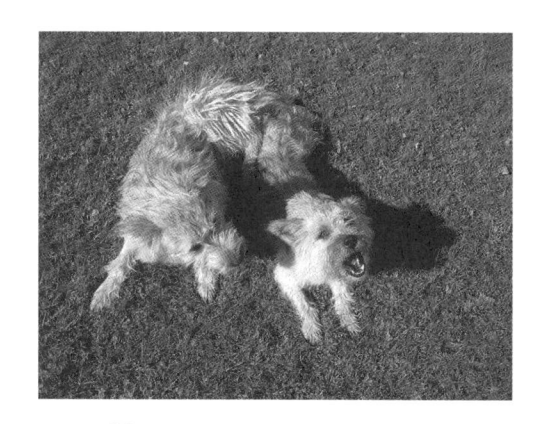

図45 コンパニオンアニマルとの森林散策

3. With whom（だれと）

　見知らぬ不特定多数が参加するような集団的なプログラムではなく、単独や少人数でも参加が可能でかつ楽しめるプログラムへの参加が適当です。たとえば、会話の主導権を取ろうとしないパッシブなガイドとともに行動することで、神経症傾向の高い人の安心感や積極性を引き出す可能性も考えられます。そのためには、複数のタイプのガイドを準備し、ガイドの特徴がわかりやすいような情報提供の仕方を考えるとともに、神経症傾向の高い人の特性を理解したガイドの育成と配備が必要になるでしょう。また、可能な場所では、犬などのコンパニオンアニマルを帯同し、一緒に森林浴を行うことで、より効果的にストレスの低減が期待できるでしょう（図45）。

4. Who（だれを）

　神経症傾向に起因する心疾患に関係が深い要因の予防に、有効なプログラムの作成を目指すことなどは大変有意義でしょう。なぜなら、たとえば、神経症傾向の高い人が心身において健康でいることで、中長期的には、不安障害になる人が減少し、医療費の増大抑制にも貢献することが期待されます。また、森林の利用者が増加すると、それに付随して地域の来訪者も増えるため、直接および間接的な繋がりを通じて、地域経済が活性化する可能性も期待できます。

また、プログラムの実施に、ガイドやカウンセラーを活用することで、地域に新たな雇用が生まれます。

5. What（なにを）

　まず、科学的知見に基づいて、各プログラムが神経症傾向の高い人に、どのような効果をもたらすのか、に関する情報を提供することが求められるでしょう。神経症傾向の高い人の特性を考慮すると、恐らくは、あまり激しい動きを伴わない、ウォーキング（散策）や座観、瞑想、森のヨガなどのプログラムが主体となることが望ましいように思われます。また、現状ではあまり積極的に導入されていないようですが、さらに静的な活動として、森で行う芸術祭やコンサートなどを可能とする森林の整備があってもよいと思われます（図46）。

　また、受け入れ側の態勢として、利用者の心理的状態や症状の度合いを認識し、適切なプログラムやコースの提供が可能になるように、森林浴を行う前に森林セラピストや医師等のアドバイスを受けられるような体制が整えられることが望ましいと思われます。そのためには、利用者の目的や状態に応じて、効果のありそうな単独のアクティヴィティや、それらの組み合わせによる複合的なプログラムを作成しておくのが望ましいと思われます。さらに、近場にある

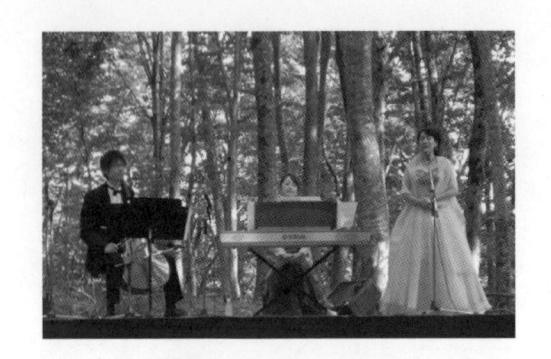

図46 森の芸術祭と音楽祭

温泉施設および宿泊施設などと連携すれば、食事や温泉入浴などとのコラボレーションによって、さらに選択肢に富んだ、多様なプログラムを提供することも可能でしょう。

6. Why（なぜ）

　神経症傾向の高い人の特性を踏まえると、運動目的および癒し目的に焦点を合わせたプログラムの提供を目指すことが必要になるものと思われます。具体的には、神経症傾向の程度や、ストレスの状態を把握し、さらに本人の来訪目的および希望を把握してから、全てをできるだけ最適化するようなプログラムが選ばれることが望ましいと思われます。

　特に、心身のリラックスに効果の高いアクティヴィティであるアロマ・ヨガ・ヘルスツーリズム（一次予防）およびメンタルヘルスケア（二次予防）などは、覚醒や感受性、動機付けの高いといわれる、神経症傾向の高い人のストレスの開放に効果的な可能性があることから、プログラムとして積極的な提供が期待されます。また、身体を動かすことを目的とするプログラムについては、行為そのものがストレスにならないように、それらの強度に充分留意して提供されるのが望ましいと思われます。このように、色々な選択肢が考えられるため、現場では利用者が混乱しないように、あらかじめ、どのアクティヴィティがどの場所で実行可能かを示したパンフレットなどを、利用者に帯同させる工夫

などが必要になるでしょう（図47）。

7. How（どのように）

　神経症傾向の高い人は、環境からの刺激に対して敏感だと思われます。したがって、ネガティブな刺激をできるだけ感じさせず、高いストレス低減効果を導く、ポジティブな刺激を感受してもらえる五感を活性化させるようなプログラムを提供するとよいでしょう（図48）。具体的には、利用者が落ち着く鎮静的な癒しを求めているのか、それともワクワクするようなリフレッシュをしたいのかについて把握し、彼らの希望に合ったプログラムを提供することが大切です。

　さらに、森林環境と同調し、心身ともにリラックスできるようなプログラムを取り入れることも必要でしょう。たとえば、リラクゼーションに効果的なストレッチやヨガなどを積極的に取り入れることも有効でしょう。また、本書で明らかにしたように、最初に歩行に関するアクティヴィティを取り入れることで、怒りや敵意を静めることが可能になりますが、その後で森林内の風景にゆったり浸ることで、疲労からの回復および活気を高めることができるでしょう。また、特定の心地良いと考えられる刺激に焦点を当てたプログラムの導入（木漏れ日体験、流水の音との同調、巨樹との一体化など）も有効だと思われます（図49〜51）。しかし、そのような癒しをもたらすプログラムの提供のためには、その準備を怠ってはなりません。たとえば夏場でも、日射による体力の消耗を防ぎ、虫刺され防止のための長袖服や帽子、虫除けスプレーや携帯式虫除けを利用者は自ら準備することを、呼び掛けるとともに現地で貸し出す体制も必要です。また、ヒルが発生するような夏季の常緑樹林においては、森林を管理する側でそれらを防除したり、秋季にかけて、特にスズメバチ対策をすることが必要になると思われます。

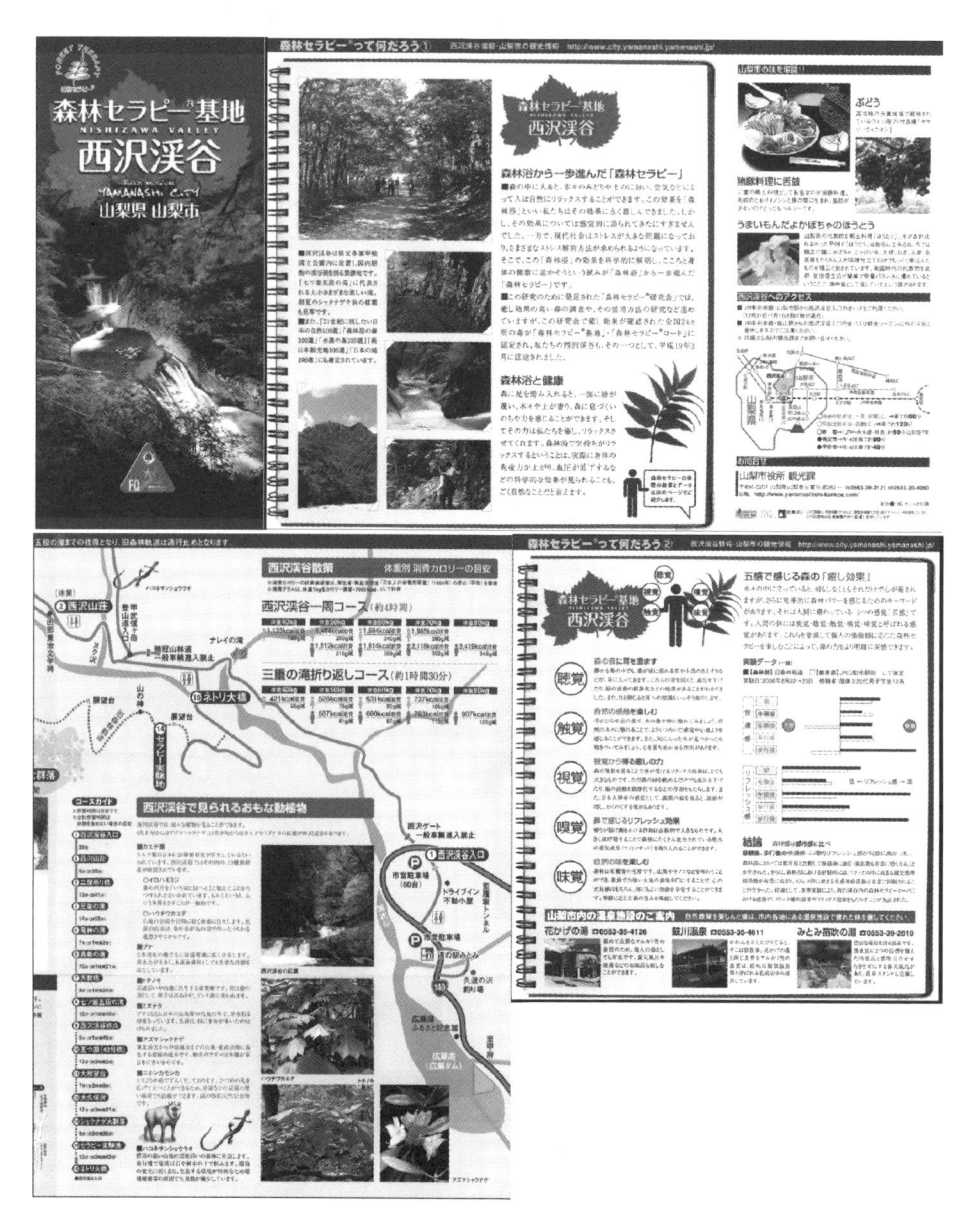

図47 森林セラピー基地のパンフレット例（山梨県西沢渓谷）

森林セラピー基地・ロードではこのようなパンフレットが準備されている。〈http://www.pamph-navi.jp/〉から引用

D プログラム

①スクリーニング［事前］　・対象者のスクリーニング→受入れ判断→評価・分類

②スコーピング［当日］
・インテーク面接→メニュー選択→健康・ストレスチェック（before）→森林セラピーの概念レクチャー

③森林セラピー実践

〔必須メニュー〕
a. 森林ウォーキング（運動強度・筋肉量・消費カロリーを考慮した運動療法、地形療法等）
b. 森林体験（呼吸法、自律訓練法、自然環境や五感を通したセルフカウンセリング、気候療法等）
c. 食事療法・栄養指導（カロリーを考慮した薬膳・山菜・雑穀料理、マクロビュオティック等）
d. 日常生活アドバイス（仕事・運動・休養・栄養・睡眠のバランスとリズム、メンタルヘルス）

〔選択メニュー〕
a. アロマテラピー（芳香療法、作業療法等）
b. 森林作業（運動療法・作業療法／間伐・除伐・植樹、丸太落枝運搬等）
c. 温泉浴（温泉療法、運動療法としての温水運動等）
d. 森林内でのソロ活動・体験　　e. 森林内カウンセリング
f. 林間トレイル・ランニング　　g. 山菜・キノコ生産収集
h. ナイトハイク
i. ヨガ／樹林気功／太極拳／森田療法
j. 絵画・写真／工芸・造形（伝統民芸・コラージュ療法等）
k. 音楽／歌／楽器演奏
l. お話／俳句／短歌づくり
m. その他独自プログラム

④森林セラピー評価（after）

〔測定機器による効果測定〕　心拍変動性、唾液中コルチゾール、アミラーゼ濃度、血圧・脈拍測定等
〔質問紙等による効果測定〕　健康度（身体的・精神的・社会的）について質問紙・チェックリスト等により把握
〔総合判定・評価、助言・提言〕　日常生活のアドバイス、次回の目標設定を提案

図48 標準的な森林セラピーメニューの例

木俣知大：わが国における森林セラピー基地構想の現段階，環境情報科学，35（4），47-52, 2007より許可を得て転載．

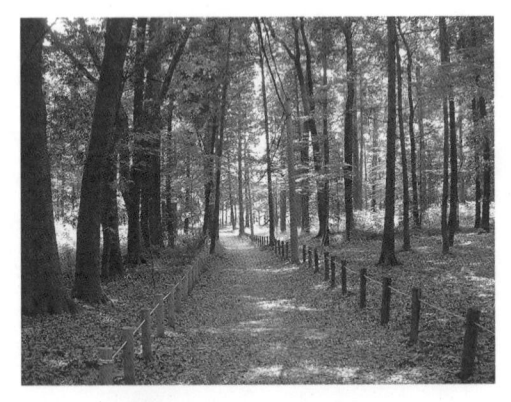

図49 森林内における木漏れ日

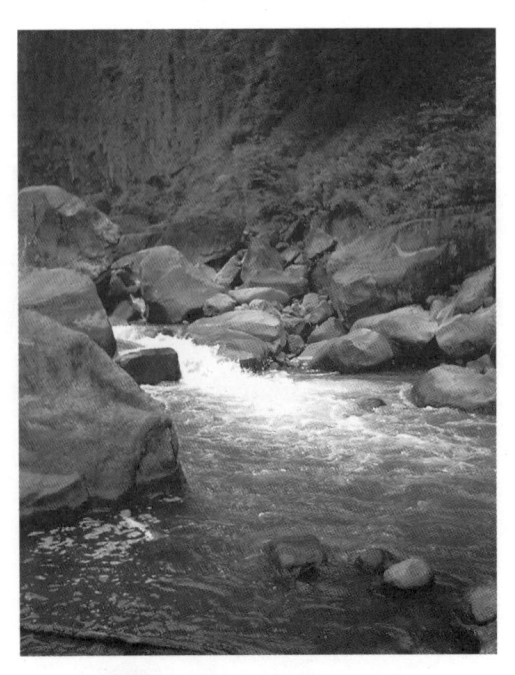

図50 森林内における流水との同調

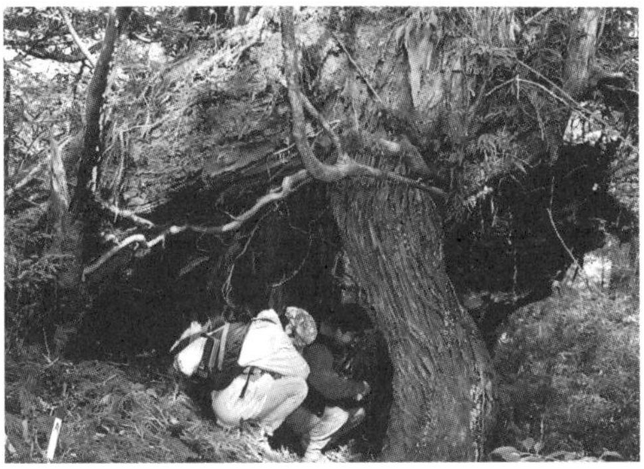

図51 森林内の巨樹との一体化

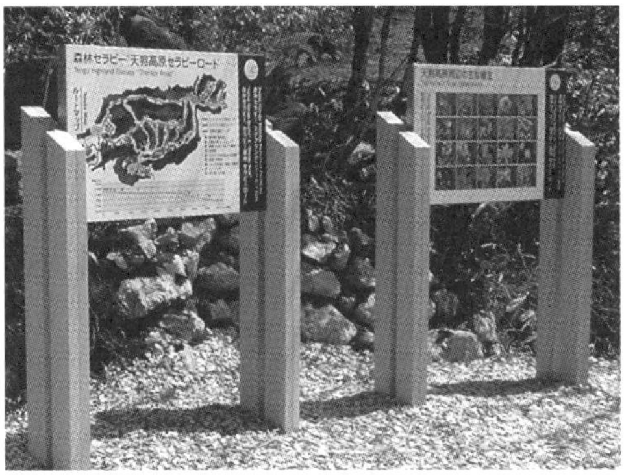

図52 セラピーロード入り口付近の看板

E　森林環境整備方策

次に、環境整備方策について考えてみたいと思います。これについては、神経症傾向の高い人ための特別な環境整備の方策があるということではなく、香川[88]が指摘するように、一般の利用者を含めて、全ての利用者にとって、ストレス低減効果の高い森林環境の整備を目指しつつ、利用者の目的や特性に応じて、多様なプログラムの選択が可能となるように、森林環境の選択肢を増やしておくことが肝要に思われます。

1. When（いつ）

特に夏季において、朝は森林内にフィトンチッドが多く、涼しく、森林内を散策する人もそれほど多くないことから、神経症傾向の高い人にとって、森林浴には効果的な時間帯だと思われます。そのような情報を明示するようなピクトグラムおよびサイン（看板）などをビジターセンターや森林内入り口およびコース内に整備することが効果的でしょう（図52）。

また、早朝や日中に、木々の間から射す木漏れ日を感じられるように、コースの入り口やベンチなどの休憩施設の近傍に、落葉広葉樹主体の低密度管理の森林環境を仕立て、利用者を誘引するとともに、ストレス低減効果を高める工夫が必要です。また、クマの生息地では、早朝の森でクマなどの危険な野生生物に会わないように、熊鈴の準備や、緊急時の危機回避方法に関する看板の設置などが必要になるでしょう。さらには、雨天時に雨が降っても散策が可能になるように、コース内のぬかるみが予想される場所にはウッドチップを敷設しておくことが望ましいでしょう（図53）。また、散策時間を考慮すると、コースの距離によって、引き返す場所の目印や標識の設置をしておくことが望ましいと思われます。

2. Where（どこで）

基本的には安全で安心できる森林環境の整備を目指すことが望ましいと思われます。そのためには、できるだけ多様な森林環境を楽しめるよう、個々の森林環境が有しているそれぞれのオリジナリティを強調してコースの整備を行うのが望ましいと思われます。たとえば、森林内やその周辺に水辺のあるところでは、涼の取れる水辺にベンチを設置し、その水辺には広葉樹を植えて、日陰はあるが風通しのよい明るい森林環境を整備することなどが望ましいと思われます（図54）。

また、同じような林相だと、利用者が飽きたり、展開可能なプログラムの種類も限られることになるため、複数のコースが管理・計画区域に入る場所では、たとえば、コースの1つはコナラ、ブナなどの落葉広葉樹の森林にして、他

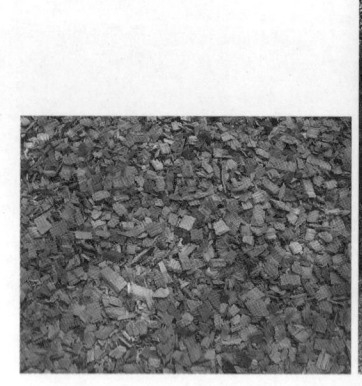

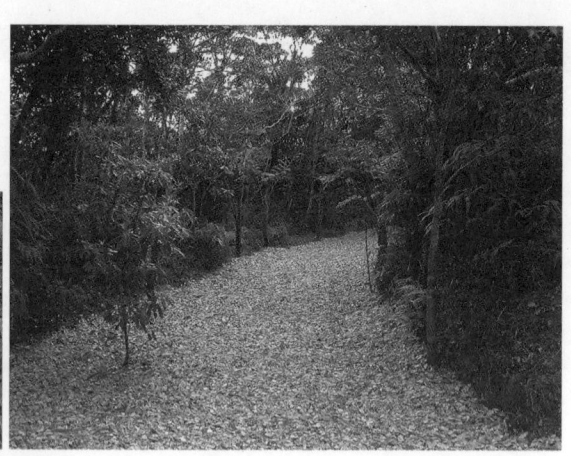

図53 ウッドチップの敷設

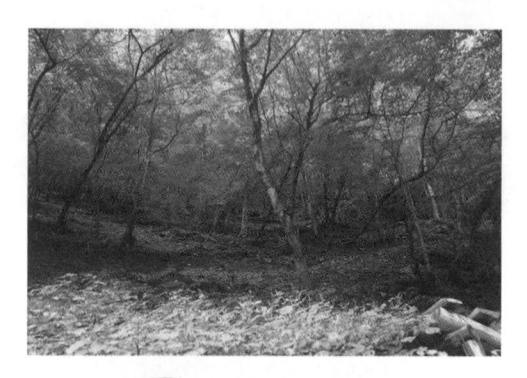

図54 風通りのよい森林環境

方はスギ、ヒノキなど常緑針葉樹の森林にするなど、長期的かつ目的的な管理および整備がなされることが望ましいでしょう（図55〜57）。また、1つのコースしか計画区域に入らない場合には、コースの途中で針葉樹林から広葉樹林へ、さらにまた針葉樹林へなどというように、そのコース沿いの林相（森林を構成する樹種、林冠の粗密度、林齢、林木の成長状態などによって示される森林の全体像）をパッチワーク状に整備することで、ある程度の多様な体験を可能とする環境の担保が可能になるでしょう。

　また、そのような森林環境の整備に伴って、より効果的に環境の利用を促進してもらうための工夫も必要です。たとえば、森林浴に関する最新の研究成果に着目して、その場所あるいは似たような林相および環境において、特定のプログラムを体験することによって期待できる、身体的および心理的なストレス低減効果に関する情報を、サインなどによって提供する試みは、その有効な手段の1つでしょう。（図58）。

3. With whom（だれと）

　神経症傾向の高い人は、他者の存在に過敏に反応することから、基本的には、森林内で誰がそこにいるのかなどが理解しやすいように、見通しの良い低密度の森林環境の整備が望ましいと思われます。そのためには、基本的には、光を多く通す広葉樹が主体で、樹木の本数も低密度の明るい森林環境に整備することが有効です。しかし、針葉樹林であっても、低密度に管理されていれば、充分に対応が可能だと思われます。それ以上に、森林内で見通しや明るさ、コース上の安全を確保するのに必要な案件として、林床に侵入するササなどの下草を適度に管理することが必要になるでしょう。

　また、ガイドなしで森林浴をする場合には、その場所でどのようなプログラムが可能かつ効果的なのかについて、利用者が知ることができるように、五感ごとに作用する森林環境要素の内容と機序を説明したピクトグラムおよびサインを効果的に設置しておくことが望ましいでし

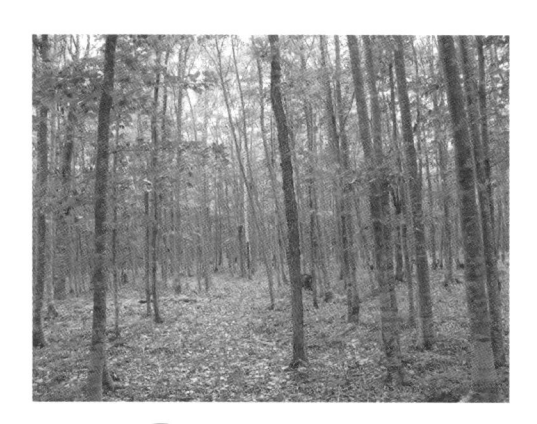

図55 岩手県・岩泉町のブナ林

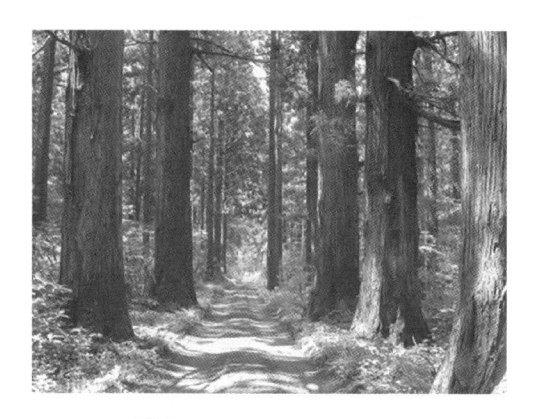

図57 和歌山県・高野町のスギ林

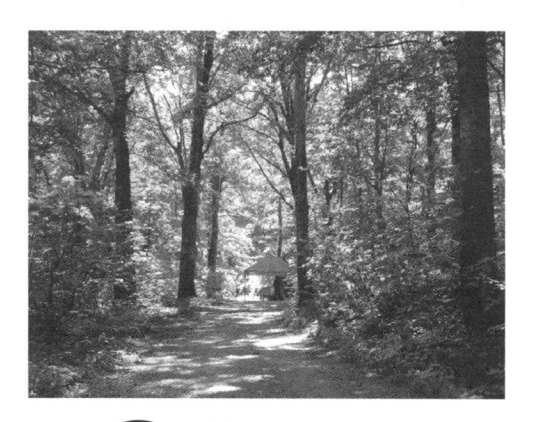

図56 山形県・小国町のミズナラ林

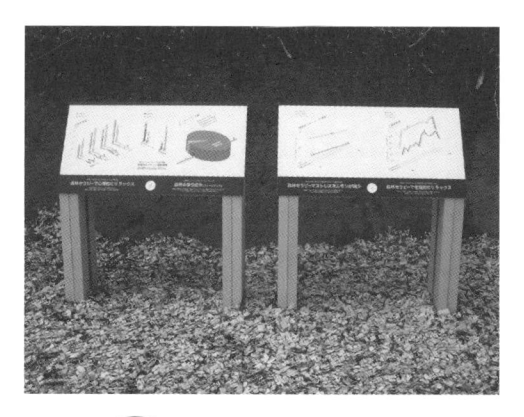

図58 現地における実験結果の掲示

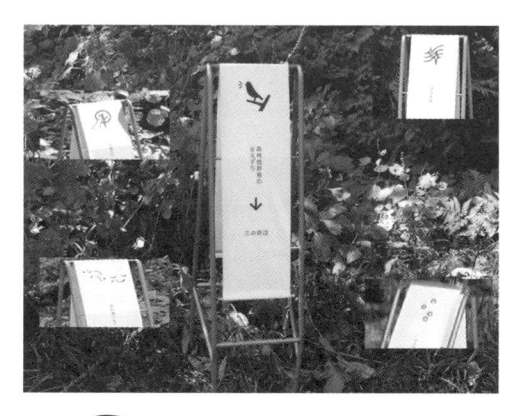

図59 森林内のピクトグラム（視覚記号）

ょう。さらに、ガイドが同伴する場合などのためにも、ガイドが現場で利用者に教示しやすいように、森林環境内に公式なガイドポイントなどをあらかじめ整備しておくことが望ましいと思われます（図59）。また、1人で森林浴を楽しむ場合に、オプションとして、普段から慣れ親しんでいる犬などのコンパニオンアニマルを帯同することができれば、より高いストレス低減効果を享受できるでしょう。そのためには、それが可能なコースの情報を積極的に発信するとともに、帯同する際の注意などについても併せて情報提供を行うのが望ましいと思われます（図60）。

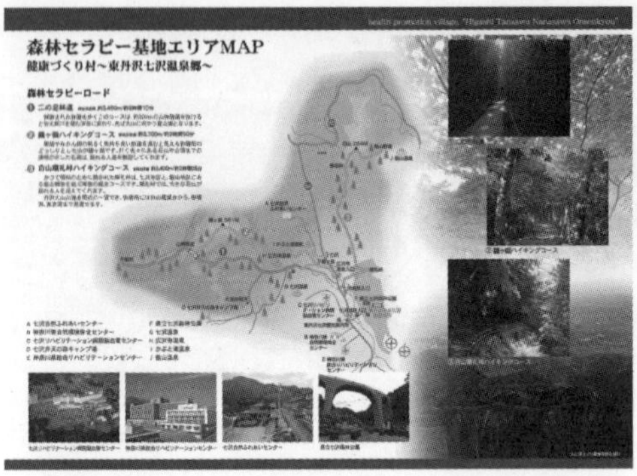

図60 厚木市森林セラピー基地の情報提供の例
厚木市のセラピー基地ではパンフレットを用いた詳細な情報提供が行われている。
〈http://www.city.atsugi.kanagawa.jp/kankou/iyashi/therapy〉より引用

4. Who（だれを）

　管理や整備の人的および経済的なコストを考えると、一般の人々の利用や森林浴のストレス低減効果の享受を妨げることなく、神経症傾向の高い人に有効な森林浴に供する環境整備を目指すのが合理的です。その意味で、すでに述べたように、特段に神経症傾向の高い人のためだけの森林環境を整備するよりも、一般の利用者に向けて、様々な森林浴の体験が可能となるように、森林環境の多様性を担保した整備がなされることが望ましいと思われます。またそのような環境が整備されていれば、必要に応じて、神経症傾向の高い人にとって効果的な森林環境の選択が可能になると思われます。

　また、森林浴のために森林環境が整備されることによって、結果的に多面的機能の高度発揮が可能な森林が維持され、森林環境の整備や施設の維持管理をする業務が発生することから、地域に新たな雇用が生まれることが期待されます。

5. What（なにを）

　基本的には、様々なプログラムが可能となるように、できるだけ、樹種、樹木密度および開空率に多様性を持たせた森林環境を整備することが望ましいでしょう。その際には、奥ら[89]が整理した立木密度と森林植生による林内景観管理のための資料（**表28**）や、同資料に書かれているように、本数密度950本～1,300本/ha程度（胸高断面積合計に換算すると、27m^2～35m^{2}程度）の立木密度などが最も好まれるとする知見が役に立つでしょう。また、具体的な整備方法として、森林環境の内部またはその周辺に、座って瞑想したり、寝転がれるような広めの林内広場などを整備するとよいでしょう（**図61～63、表29**）。また、森林内で芸術鑑賞やコンサートなどができるように、ある一定の広場や極端に本数密度（50～100本/ha）を少なくし、切り株に座れるようにしたような森林環境があっても面白いでしょう。

　また、コースの設計に関しては、ウォーキングを行うのに、負担にならない程度の低傾斜のコースの整備が望ましいと思われます。さらに座観に適した見晴らしの良い場所、水辺がある場合には、休憩ができるような施設（ベンチ・四阿）を積極的に整備することが望ましいでしょう（**図64**）。

6. Why（なぜ）

　基本的には、運動目的と癒し目的の双方に焦点を合わせたプログラムが実行可能な森林環境を整備することが必要かつ合理的だと思われます。そのためには、神経症傾向の高い人が、ゆったりとリラックスして、森林でストレス低減効果を享受できるように、明るく、安全で、安心感の高い見通しの良い森林環境を整備することが求められるでしょう。

　具体的な整備の方法としては、プログラムに対応して、コースのどこでそれが可能になるのかを知らせるため、コース内に森林環境の状況を踏まえて、ピクトグラムやサインを設置するのが良いでしょう。そのような配慮によって、神経症傾向の高い人に対しても、自分たちでストレス低減効果を高めるプログラムの選択および実施が可能になるでしょう。また、運動目的

第❹章　個人差に配慮したプログラム・環境整備方策の展開

表28 立木密度と森林植生の目安

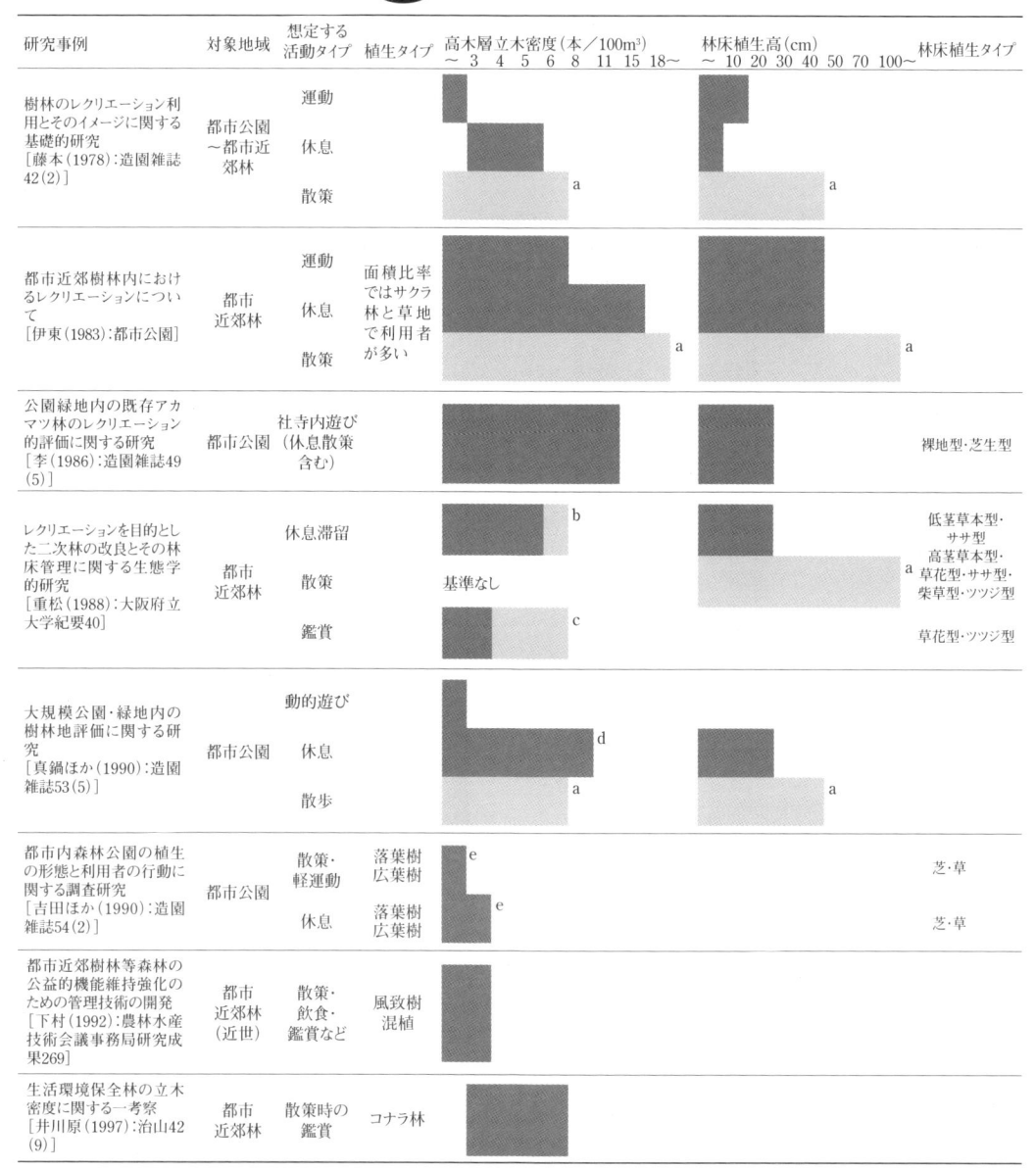

研究事例	対象地域	想定する活動タイプ	植生タイプ	高木層立木密度（本／100m²） 〜3　4　5　6　8　11　15　18〜	林床植生高（cm） 〜10　20　30　40　50　70　100〜	林床植生タイプ
樹林のレクリエーション利用とそのイメージに関する基礎的研究 [藤本（1978）：造園雑誌42(2)]	都市公園〜都市近郊林	運動 休息 散策		（グラフ）a	（グラフ）a	
都市近郊樹林内におけるレクリエーションについて [伊東（1983）：都市公園]	都市近郊林	運動 休息 散策	面積比率ではサクラ林と草地で利用者が多い	（グラフ）a	（グラフ）a	
公園緑地内の既存アカマツ林のレクリエーション的評価に関する研究 [李（1986）：造園雑誌49(5)]	都市公園	社寺内遊び（休息散策含む）		（グラフ）	（グラフ）	裸地型・芝生型
レクリエーションを目的とした二次林の改良とその林床管理に関する生態学的研究 [重松（1988）：大阪府立大学紀要40]	都市近郊林	休息滞留 散策 鑑賞	基準なし	b c		低茎草本型・ササ型 高茎草本型・草花型・ササ型　a 柴草型・ツツジ型 草花型・ツツジ型
大規模公園・緑地内の樹林地評価に関する研究 [真鍋ほか（1990）：造園雑誌53(5)]	都市公園	動的遊び 休息 散歩		d a	a	
都市内森林公園の植生の形態と利用者の行動に関する調査研究 [吉田ほか（1990）：造園雑誌54(2)]	都市公園	散策・軽運動 休息	落葉樹広葉樹 落葉樹広葉樹	e e		芝・草 芝・草
都市近郊樹林等森林の公益的機能維持強化のための管理技術の開発 [下村（1992）：農林水産技術会議事務局研究成果269]	都市近郊林（近世）	散策・飲食・鑑賞など	風致樹混植			
生活環境保全林の立木密度に関する一考察 [井川原（1997）：治山42(9)]	都市近郊林	散策時の鑑賞	コナラ林			

a：散策型の利用は立木密度や林床植生高にあまり関係なく分散する。運動、休息型の利用がなされにくい部分では相対的に散策型の利用頻度が高くなる
b：アカマツ林で600本/ha、コナラ・クヌギ林で850本/ha以下（相対照度30％以上）
c：アカマツ林で300本/ha、コナラ・クヌギ林で500本/ha以下（相対照度40％以上）の条件では野生草花の増殖と開花が期待できる
d：高木層の被度が高い（被度5）と減少
e：枝下高1.8m以上

奥敬一，香川隆英，田中伸彦：魅力ある森林景観づくりガイド，全国林業改良普及協会，東京，275pp，2007

という観点からは、適度に運動効果を調整できるように、0〜5度の平坦なコースを基本にして、5〜10度の緩い傾斜、あるいは時折には10〜15度の起伏のあるコースなどが体力に合わせて選択できることが望ましいでしょう[90]（表30）。

以上のように、既在の林相の多様性を活用して、運動目的や癒し目的に関する多様なプログラムの実施を可能とする環境を目指した整備が肝要になるでしょう。

7. How（どのように）

一般の人に比べて、性格的に神経症傾向の高い人は、環境からの刺激に対して敏感なことから、森林環境を整備する上でも、ネガティブな刺激を極力排除し、ポジティブな刺激を感受可能にするような意図的な整備が肝要になるでしょう。

具体的には、湿気が多く、降雨によって水が溜まりそうな場所にはウッドチップを敷いたり、盛土をして歩きやすく、安全なコースを担保するのが良いでしょう。また、コースを整備する際には、利用者の多い夏季の利用を中心に、森林内の地形を読み、風通しの向きを考え、涼しい風が森林内に入ってくるように考えた整備を

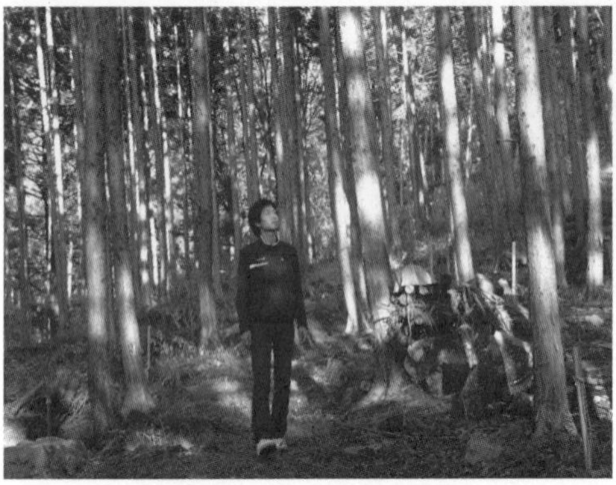

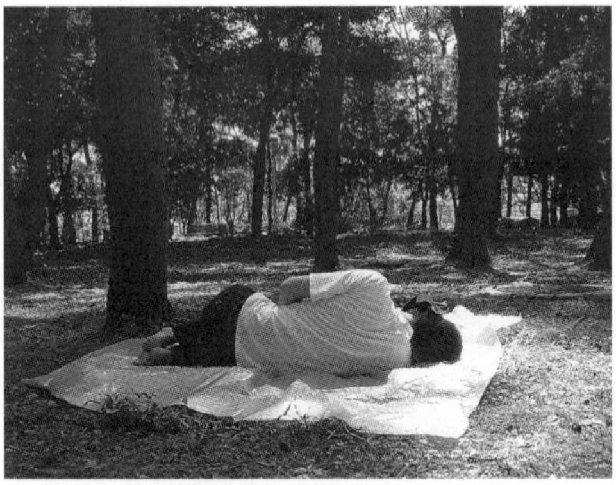

図61 散策型活動の林内

図62 休憩型活動の林内

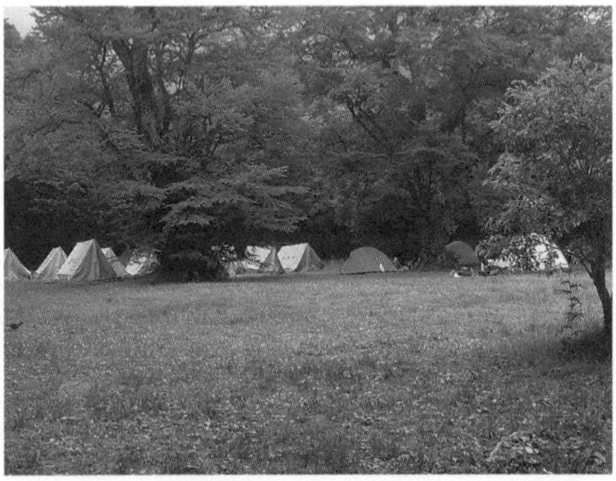

図63 運動型活動の林内

表29 活動に対応した森林管理の目安

活動のタイプ	森林管理の目安		
	立木密度	立木の間隔	林床植生の高さ
散策型活動	600本/ha以上	約4m間隔	40cm以上
休憩型活動	300〜600本/ha	4〜6m間隔	10cm前後
運動型活動	300本/ha以下	6m以上間隔	5〜20cm

藤本和弘ら：森林レクリエーション利用とそのイメージに関する基礎的研究, 造園雑誌, 42(2), 1978より許可を得て転載.

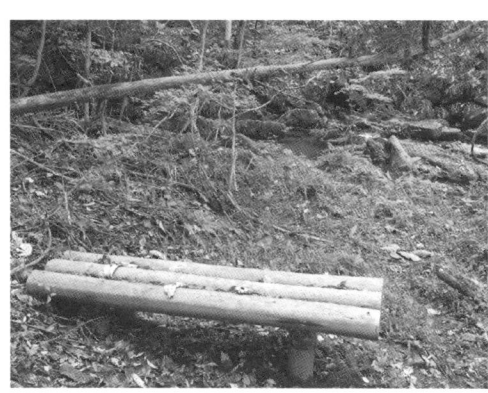

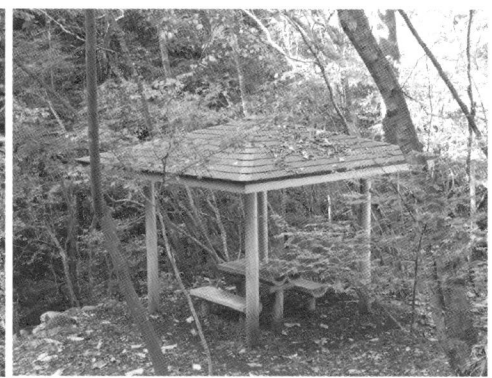

図64 休憩施設の設置の例（左：ベンチ　右：四阿）

表30 散策路の傾斜角と歩行時の疲労

傾斜角	特徴
5度	緩やかな登山道で、休憩せずに登っていける
10度	やや緩やかな登山道で、60分に5分程の休憩が必要
15度	普通の登山道で、30分に5分程度の休憩が必要
20度	やや急な登山道で、20分に5分の休憩が必要
25度	急な登山道で、10分に数分の休憩が必要
30度	かなり急な登山道で、5分に数分の休憩が必要
35度	階段があってもきつく、ジグザグ道でないと登りづらい
40度	砂や砂利の安息角で、ずるずると滑り落ちる
45度	上から見ると絶壁に近く、梯子がないと通行不能

森林環境では、傾斜角ごとに快適に歩行するための条件が大きく異なる。
＜http://www.ne.jp/asahi/ando/tanzawa/＞より引用して作成

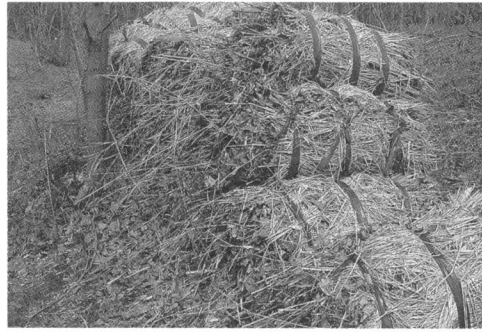

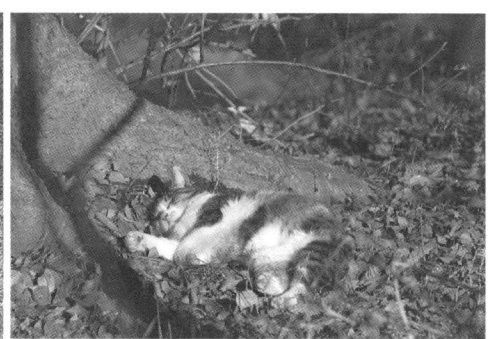

図65 落ち葉のベッド

行うことが望ましいと思われます。また、森林内の下草を刈り、風通しを良くしておくことで、蚊やアブ、ヒルなどが出来るだけ発生しないような対応が可能になります。また、秋季～冬季のような森林内が乾燥する時期には、落ち葉に埋まって遊べるように、森林内に落ち葉のストックを整備しておくことなども1つの整備案として考えられるでしょう（図65）。

一方、性格的に神経症傾向の高い人は、その感受性の高さから、身体的および精神的に疲れ

やすいことが考えられます。したがって、森林内で疲れた時に、直ちに休めるように、100m～150m程度の間隔で、コース上に休める場所（ベンチ・四阿など）を整備しておくことが望ましいでしょう。

まとめ

本章では、5（6）W1H分析を応用して、ソフトとしてのプログラムとハードとしての環境整備（方針）の2つの側面から、特に神経症傾向の高い人たちに寄与する森林浴環境についての検討を行いました。今回の検討した指針は、必要不可欠な要因というよりも、目安の1つとして捉え、実際の森林浴環境の整備を行う際には、地域の特性や森林の状況に応じて、個別の提案およびその組み合わせが、順応的に選択されることが望ましいと思われます。また、その際には、上田ら[91]が示すような利用者の懐く森林浴に対するイメージ（図66、67）を損なうことなく、さらに著者ら[92]が指摘する相関的理論モデル（図68）に倣って、まずは環境要因を整え、次に五感の活用を促し、最終的にストレス低減効果を高めるような流れを意識して整備がなされることが望ましいものと思われます。また、その際には、ネガティブな要因については、改善および対策を行い、ポジティブな要因については、そのポテンシャルをさらに発揮できるように配慮するような方向性が望ましいでしょう。

また、その前提として、それらを実際に円滑に実施するためには、現場の態勢づくりが不可欠です。たとえば、神経症傾向の高い人に対して、プログラムを効果的に実施していくためには、利用者独自の判断によって、プログラムが決められるのではなく、医学的な知識や森林に関する知識を併せ持つカウンセラーや森林セラピスト[83]によって判断されるのが望ましいと思われます。

そのためには、医師や看護師および臨床心理士など、人間の心身に詳しい知識を有する職能の人々の力を借りることも必要でしょう。将来的には、経験を多く積んだ森林セラピストを各地の森林セラピー基地・森林セラピーロードだけでなく、身近な森林に配置することによって、専門的なカウンセリングやアドバイスがなされることが期待されるでしょう。

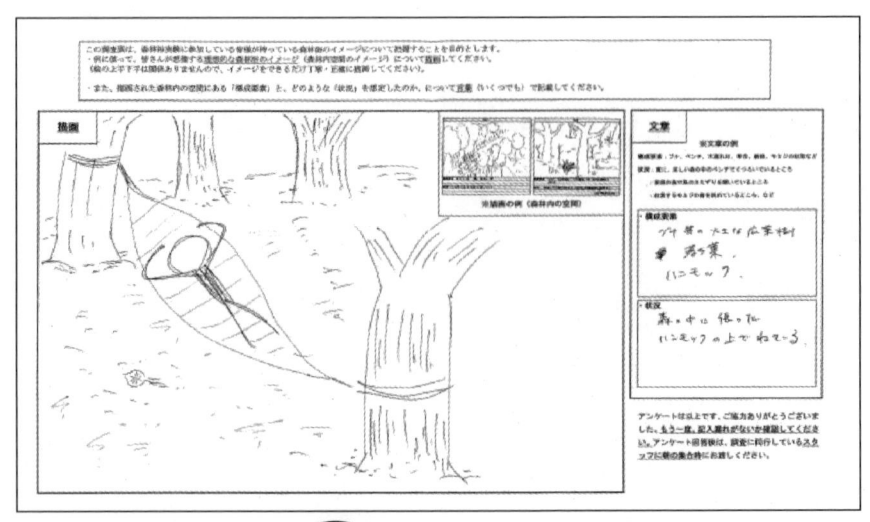

図66 イメージスケッチの例

上田裕文，高山範理：森林浴イメージを構成する空間条件に関する研究，ランドスケープ研究（オンライン論文集），Vol. 4, p1-6, 2010

また、既往のものだけでなく、今後は、神経症傾向の高い人に、さらに効果的な森林内で実施可能なプログラムの開発を進めることも求められます。大掛かりな改変が必要とされる森林環境の整備よりも、試行やその効果の検証が比較的容易で、修正が可能なソフト的な材料の提供は、現場において、効率的に森林浴のストレス低減効果をさらに高めることに寄与するでしょう。

一方、神経症傾向の高い人に対して、効果的な環境整備を行うためには、すでに述べたように、目的を絞って神経症傾向の高い人に効果的な森林環境のあり方を模索するよりも、一般の利用者に供することを念頭に、多様性のある森林環境の整備を行うことが望ましいと思われます。その際には、神経症傾向の高い人に、特に効果的なプログラムの実施可能性を視野に入れて、丁寧な整備がなされることが望ましいでしょう。

また、単独あるいはカウンセラーやガイドのいない時間帯などにおいて、森林浴を行う場合に備えて、各アクティヴィティ、プログラムをどこで、どの程度行ったらいいのか。あるいは、それによって、どのような身体的および心理的効果が得られるのかに関する情報提示が求められることになるでしょう。それには、情報収集施設であり基点ともなるビジターセンターやセラピーステーション、コース入り口近辺に設置

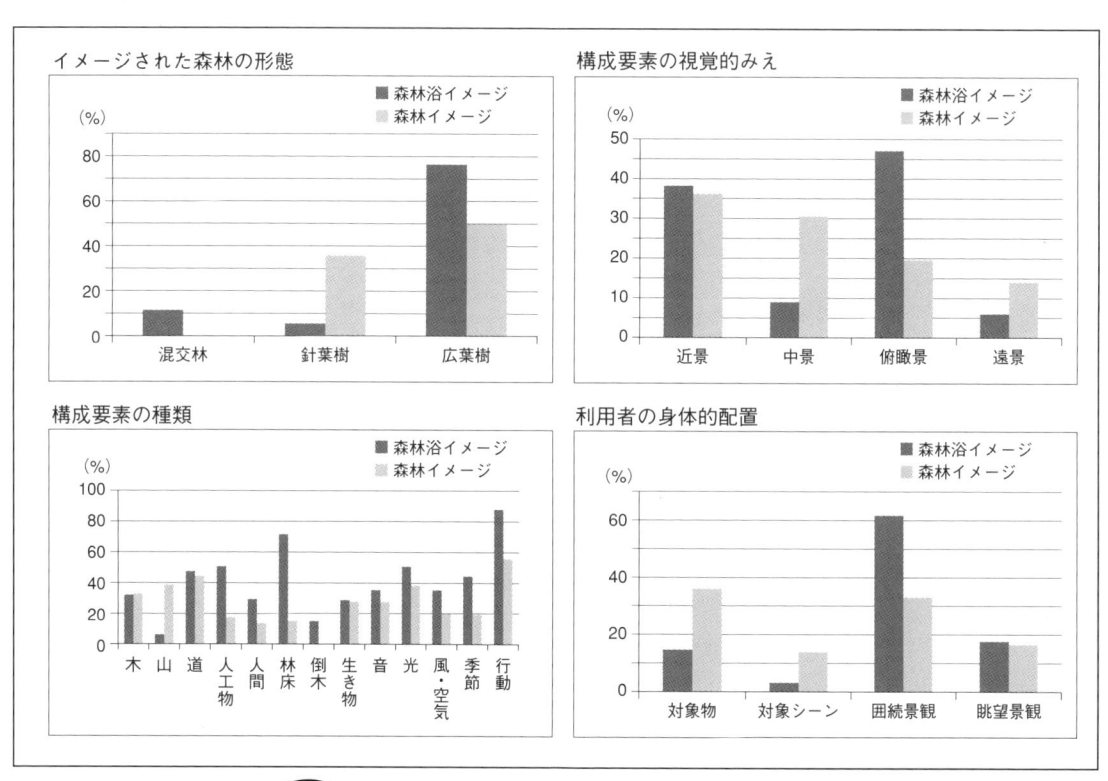

図67 利用者の懐く森林浴イメージと一般の森林イメージの比較

ここで、重要なのは森林に対するイメージと森林浴に対するイメージが異なるという点である。広葉樹で散策しながら、森林内部や山並み・川を俯瞰し、五感を活用して行動するイメージが森林浴に懐かれている。

上田裕文, 高山範理：森林浴イメージを構成する空間条件に関する研究, ランドスケープ研究(オンライン論文集), Vol. 4, p1-6, 2010

まとめ

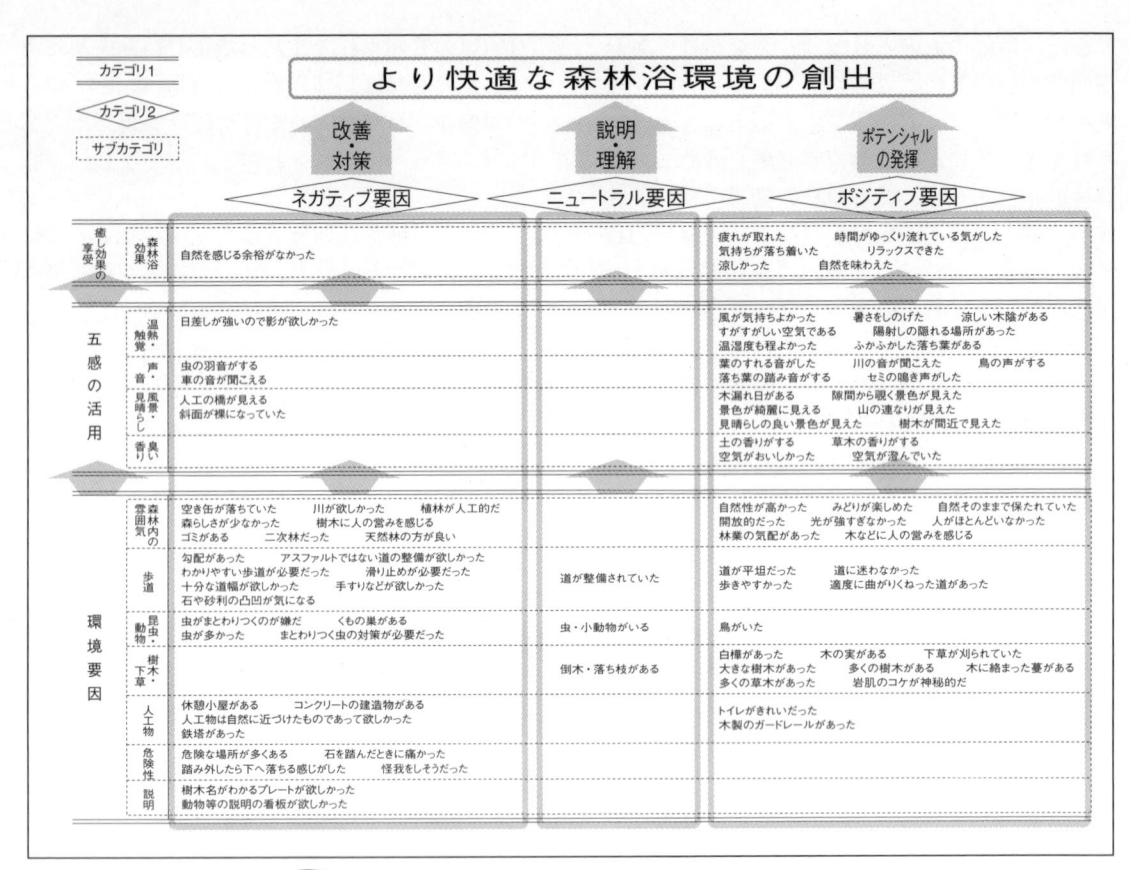

図68 より快適な森林浴空間の創出実現を目指した相関的理論モデル

より快適な森林浴環境を整備するにあたっては、環境要因を整え、次に五感の活用を促し、最終的に癒し効果を高めるような流れを意識して整備がなされることが望ましい。

高山範理，荒牧まりさら：GTAを応用した快適な森林浴の環境整備に供する環境イメージの構造化，ランドスケープ研究，74(5)，p613-618，2011

する看板などにおいて、必要な情報が的確に伝わるような工夫が求められます。

また、最終的にはカウンセラーやガイドなどとともに、事前に神経症傾向などの個人特性について調べ、さらに森林浴の前後で簡単な身体的な森林浴のストレス低減効果の検証が可能になることが期待されます。その点で、Neo-FFI質問紙（簡易に性格特性の判定が可能）、アミラーゼ測定キットや血圧計（簡易に身体的なストレス低減効果の判定が可能）や、POMS短縮版（簡易に心理的なストレス低減の測定が可能）などが、有効な機材として活用可能でしょう。

文 献

第Ⅰ部 第1章

1) 林野庁研究普及課・計画課：森林療法（セラピー）の確立と普及に向けて-森林浴を次のステージへ-．林野時報 **610**：4-15, 2004.
2) NPO法人森林セラピーソサエティ：森林セラピーガイドブック．JTBパブリッシング，東京，p143, 2009.
3) 上原 巌：森林療法のてびき-地域でつくる実践マニュアル-．全国林業改良普及協会，東京，p157, 2007.
4) 厚生労働省：平成22年度医療費の動向［http://www.mhlw.go.jp/wp/hakusyo/kousei/11-2/kousei-data/PDF/23010203.pdf］．更新日不明，2011. 11. 15. 参照．
5) 外科系学会社会保険委員会連合：日本の医療費について［http://www.gaihoren.jp/gaihoren/public/medicalcost/html/tableofcontents.html］．2006. 9. 更新，2010. 6. 15. 参照．
6) 厚生労働省：糖尿病等の生活習慣病対策の推進について（中間取りまとめ）［http://www.mhlw.go.jp/shingi/2007/12/s1227-13.html］．2008. 12. 27. 更新，2010. 6. 10. 参照．
7) 総務省統計局：高齢者の人口・世帯［http://www.stat.go.jp/data/topics/topi141.htm］．更新日不明，2010. 6. 10. 参照．
8) 農林中金総合研究所：農村人口の将来見通しと地域活性化の課題［http://www.nochuri.co.jp/report/pdf/n0209re1.pdf］．2002. 9. 更新，2010. 6. 10. 参照．
9) 内閣府：平成20年度年次経済財政報告［http://www5.cao.go.jp/j-j/wp/wp-je08/08p00000.html］．2008. 7. 23. 更新，2010. 6. 10. 参照．
10) 橋本恭之，呉 善充：税収の将来推計，RIETI Discussion Paper Series, 08-J-033, 経済産業研究所，p83, 2008.
11) みずほ総合研究所：人口減少が地方財政に与える影響-地方財政見直しの視点-［http://www.mizuho-ri.co.jp/research/economics/pdf/report/report06-0330.pdf］．2006. 3. 30. 更新，2010. 6. 10. 参照．
12) UFJ総合研究所：税収減少の要因分析と今後の見通し［http://www.murc.jp/report_pdf/20070115_110802_0702531.pdf］．2004. 8. 11. 更新，2010. 6. 10. 参照．
13) 武内和彦，鷲谷いづみ，恒川篤史：里山の環境学．東京大学出版会，東京，p257, 2001.
14) 下村彰男，井上 真，酒井秀夫，他：人と森の環境学．東京大学出版会，東京，p178, 2004.
15) 林野庁：森林・林業白書-低炭素社会を創る森林〈平成21年版〉-．日本林業協会，東京，p254, 2009.
16) 日本政策投資銀行：世界の木材需給動向と日本の木材産業［http://www.dbj.jp/reportshift/topics/pdf/no127.pdf］．2008. 10. 22. 更新，2010. 8. 01. 参照．
17) 林野庁：林業就労者の現状［http://www.rinya.maff.go.jp/j/routai/koyou/01.html］．更新日不明，2010. 8. 01. 参照．
18) 酒井秀夫：日本における林業活動と山村の持続的発展．地学雑誌 **113**（2）：217-221, 2004.
19) 西野寿章：山間集落の現局面と山村政策への視点．E-journal GEO **4**（2）：86-102, 2010.
20) 農林水産省：農地及び森林の多面的機能の貨幣評価の比較対照表［http://www.maff.go.jp/j/nousin/noukan/nougyo_kinou/06_hikaku.html］．更新日不明，2010. 8. 01. 参照．
21) 林野庁：森林の多様な利用の推進［http://www.rinya.maff.go.jp/j/sanson/tayou-riyou.html］．更新日不明，2010. 8. 01. 参照．
22) 今西純一，今西二郎：補完・代替医療としての緑地環境の利用．環境情報科学 **35**（4）：31-36, 2007.
23) Ulrich R S：View through a window may influence recovery from surgery. Science **224**：420-421, 1991.
24) Kaplan R, Kaplan S：The experience of nature-A psychological perspective-, Cambridge University Press, p360, 1989.
25) Mitchell R, Popham F：Effect of exposure ot nature environment on health inequalities-An observational population study-. Lancet **372**：1655-1660, 2008.

第Ⅰ部 第2章

26) Karjalainen E, Sarjala T, Raitio H：Promoting human health through forest-over view and major challenges-. Environmental health and preventive medicine **15**（1）：1-8, 2010.
27) Shin W S, Yeoun P S, Yoo R W, et al.：Forest experience and Psychological health benefits-the state of the art and future prospect in Koria-. Environmental health and preventive medicine **15**（1）：38-37, 2010.
28) 宮崎良文，竹内佐輝子，本橋 豊，他：森林浴の心理的効果と唾液中コルチゾール．日本生気象学会雑誌 **27**（増）：48, 1990.
29) Ohtsuka Y, Yabunaka N, Takayama S：Shinrin-yoku (forest-air bathing and walking) effectively decreases blood glucose levels in diabetic patients. Int J Biometeorol **41**（3）：125-127, 1998.
30) 大平英樹，高木静香，増井香織，他：森林浴と健康に関する精神神経免疫学的研究．東海女子大学紀要 **19**：217-232, 1999.
31) 朴 範鎭，石井秀樹，古橋 卓，他：生理指標を用

いた森林浴の評価（1）―1）HRV（心拍変動性）を指標として―．日本森林学会関東支部大会発表論文集 57：33-34, 2006.
32) 恒次祐子, 朴 範鎭, 石井秀樹, 他：生理指標を用いた森林浴の評価（1）―2）唾液中コルチゾールならびに分泌型免疫グロブリンAを指標として―．本森林学会関東支部大会発表論文集 57：35-36, 2006.
33) Tsunetsugu Y, Park B J, Ishii H, et al.：Physiological effects of "Shinrin-yoku" (taking in the atmosphere of the forest) in an old-growth broadleaf forest in Yamagata prefecture, Japan-. Journal of Physiological Anthropology 26 (2)：135-142, 2007.
34) 朴 範鎭, 恒次祐子, 森川 岳, 他：森林浴の生理的効果（5）―全国24ヶ所における森林浴実験から―．日本生理人類学会誌 12（特1）：48-49, 2007.
35) Li Q, Morimoto K, Kobayashi M, et al.：Visiting a forest but not a city, increases human natural killer activity and expression of anti-cancer proteins. International journal of immunopathology and pharmacology 21 (1)：117-127, 2008a.
36) Li Q, Morimoto K, Kobayashi M, et al.：A forest bathing trip increases human natural killer activity and expression of anti-cancer proteins in female subjects. Journal of biological regulations and homeostatic agents 22 (1)：45-55, 2008b.
37) 宮崎良文：森林浴はなぜ体にいいか．文藝春秋, 東京, p180, 2003.
38) 大石康彦, 比屋根哲, 田口春孝, 他：森林環境下における心理構造の解析-保健休養機能試験林におけるSD法の適用-．森林計画学会誌 23：33-44, 1994.
39) 岩下豊彦：SD法によるイメージの測定-その理解と実施の手引-．川島書店, 東京, p204, 1983.
40) 大石康彦, 金濱聖子, 比屋根哲, 他：森林空間が人に与えるイメージと気分の比較-POMS及びSD法を用いた森林環境評価-．日本林学会誌 85 (1)：70-77, 2003.
41) 井川原弘一, 横井秀一：大学生を対象とした心象評価による森林内の雰囲気と景観の好ましさを決定する因子の解析．ランドスケープ研究 67 (5)：611-614, 2004.
42) 綛谷珠美, 高山範理, 香川陸英, 他：里山での森林浴による心理的効果について．日本林学会関東支部大会発表論文集 56：27-28, 2004.
43) Morita E, Fukuda S, Nagano J, et al.：Psychological effects of forest environments on healthy adults-Shinrin-yoku (Forest-Air Bathing, Waking) as a possible method of stress reduction-. Public Health 121：54-63, 2007.
44) 馬場 健, 今西純一, 森本幸裕, 他：都市緑地における高齢者を対象とした森林浴の効果について．日本森林学会大会発表要旨集 117：454, 2006.
45) 馬場 健, 今西純一, 今西二郎, 他：都市林におけるウォーキングの強度とその心理的・生理的影響の違い．日本森林学会大会発表要旨集 119：21, 2008.
46) 高山範理, 香川隆英, 綛谷珠美, 他：森林浴における光/温熱環境の快適性に関する研究．ランドスケープ研究 68 (5)：819-824, 2005.
47) 綛谷珠美, 高山範理, 朴 範鎭, 他：森林散策路の光・温熱環境と森林浴における主観評価との関係．ランドスケープ研究 71 (5)：713-716, 2008.
48) 井川原弘一, 大田陽子：針葉樹人工林と落葉広葉樹林における森林散策による気分転換効果の比較．中部森林研究 55：187-190, 2007.
49) 綛谷珠美, 奥村 憲, 吉田祥子, 他：様々な里山景観での散策による生理的・心理的効果の差異．ランドスケープ研究 70 (5)：569-574, 2007.
50) 綛谷珠美：森林セラピーの心理的リラックス効果．農林水産技術研究ジャーナル 30 (7)：20-23, 2007.
51) 恒次祐子, 宮崎良文：パーソナリティと生理応答（4）-森林浴時の生理応答とタイプA型傾向, 不安傾向との関係-．日本生理人類学会誌 13（特1）：118-119, 2008.
52) 小山泰弘, 高山範理, 朴 範鎭, 他：森林浴における唾液中コルチゾール濃度と主観評価の関係．日本生理人類学会誌 14 (1)：21-24, 2009.
53) 桑原知子：臨床心理学．朝倉書店, 東京, p182, 2007.

第Ⅰ部 第3章

54) 大石康彦：森林環境下における心理構造の解析―保健休養機能試験林におけるSD法の適用―．森林計画学会誌 23：33-44, 1994.
55) 大石康彦, 金濱聖子, 比屋根哲, 他：森林空間が人に与えるイメージと気分の比較―POMSおよびSD法を用いた森林環境評価―．日本林学会誌 85：70-77, 2003.
56) 井川原弘一, 横井秀一：大学生を対象とした心象評価による森林内の雰囲気と景観の好ましさを決定する因子の解析．ランドスケープ研究 67 (5)：611-614, 2004.
57) 坂野雄二：一般性セルフ・エフィカシー尺度の妥当性の検討．早稲田大学人間科学研究 2：91-98, 1989.
58) Thompson S C G, Barton M A：Ecocentric and anthropocentric attitudes toward the environment. Journal of Environmental Psychology 14：149-157, 1994.
59) Bjerke T, Kaltenborn B P：The relationship of ecocentric and anthropocentric motives to attitudes toward large carnivores. Journal of Environmental Psychology 19：415-421, 1999.

60) Kaltenborn B P, Bjerke T：Associations between environmental value orientations and landscape preferences. Landscape and Urban Planning **59**：1-11, 2002.
61) Schultz P W, Zelezny L：Values as predictors of environmental attitudes-Evidence for consistency across 14 countries-. Journal of Environmental Psychology **19**：255-265, 1999.
62) 高山範理, 喜多 明, 香川隆英：生活域の自然環境が身近な森林に対するふれあい活動・管理活動に与える影響. ランドスケープ研究 **70**（5）：585-590, 2007.

第Ⅰ部 第4章

63) 政木志帆, 小山泰弘, 高山範理, 他：森林と市街地における音環境特性と心理的効果の比較. 中部森林研究 **55**：179-182, 2007.

第Ⅱ部 第1章

64) 羽生和紀, 山下雅子, 大森 宏：日英の庭の弁別に関する環境推論. 人間・環境学会誌 **20**：1-10, 2007.
65) 讚井純一郎, 乾 正雄：レパートリー・グリッド発展手法による住環境評価構造の抽出. 日本建築学会計画系論文報告集 **367**：15-22, 1986.
66) 佐古順彦, 小西啓史：環境心理学. 朝倉書店, 東京, p196, 2007.
67) 小山泰弘, 高山範理, 朴 範鎭, 他：森林浴における唾液中コルチゾール濃度と主観評価の関係. 日本生理人類学会誌 **14**（1）：21-24, 2009.
68) Kaltenborn B P, Bjerke T：Associations between environmental value orientations and landscape preferences. Landscape and Urban Planning **59**：1-11, 2002.
69) 桑原知子：臨床心理学. 朝倉書店, 東京, p182, 2007.
70) 恒次祐子, 宮崎良文：パーソナリティと生理応答（4）-森林浴時の生理応答とタイプA型傾向, 不安傾向との関係-. 日本生理人類学会誌 **13**（特1）：118-119, 2008.
71) 高山範理, 香川隆英, 朴 範鎭：森林浴がセルフ・エフィカシー（自己効力）尺度に与える影響. 関東森林研究 **60**：85-86, 2009.
72) 高山範理, 喜多 明, 香川隆英：生活域の自然環境が身近な森林に対するふれあい活動・管理活動に与える影響. ランドスケープ研究 **70**（5）：585-590, 2007.
73) 下仲順子, 中里克治, 権藤恭之, 他：日本語版 NEO-PI-R, NEO-FFI使用マニュアル. 東京心理株式会社, 東京, p58, 1999.

第Ⅱ部 第2章

74) 小山泰弘, 高山範理, 朴 範鎭, 他：森林浴における唾液中コルチゾール濃度と主観評価の関係. 日本生理人類学会誌 **14**（1）：21-24, 2009.
75) 高山範理, 喜多 明, 香川隆英：生活域の自然環境が身近な森林に対するふれあい活動・管理活動に与える影響. ランドスケープ研究 **70**（5）：585-590, 2007.
76) 恒次祐子, 宮崎良文：パーソナリティと生理応答（4）-森林浴時の生理応答とタイプA型傾向, 不安傾向との関係-. 日本生理人類学会誌 **13**（特1）：118-119, 2008.
77) 高山範理, 香川隆英, 朴 範鎭：森林浴がセルフ・エフィカシー（自己効力）尺度に与える影響. 関東森林研究 **60**：85-86, 2009.
78) 下仲順子, 中里克治, 権藤恭之, 他：日本語版 NEO-PI-R, NEO-FFI使用マニュアル. 東京心理株式会社, 東京, p58, 1999.

第Ⅱ部 第3章

79) 厚生労働省：患者調査の概況 [http://www.mhlw.go.jp/toukei/saikin/hw/kanja/08/index.html]. 2008. 12. 3. 更新, 2008. 3. 15. 参照.

第Ⅱ部 第4章

80) 国土緑化推進機構：森林セラピーへのいざない. 技秀堂, 東京, p95, 2007.
81) NPO法人森林セラピーソサエティ：森林セラピーガイドブック. JTBパブリッシング, 東京, p143, 2009.
82) 国土緑化推進機構：森林セラピーポータル [http://forest-therapy.jp/]. 2010. 6. 22. 更新, 2010. 7. 10. 参照.
83) NPO法人森林セラピーソサエティ：森林セラピー統合サイト [http://www.fo-society.jp/]. 2010. 06. 25. 更新, 2010. 7. 10. 参照.
84) 木俣知大：わが国における森林セラピー基地構想の現段階. 環境情報科学 **35**（4）：47-52, 2007.
85) 今西純一, 今西二郎：補完・代替医療としての緑地環境の利用. 環境情報科学 **35**（4）：31-36, 2007.
86) 加藤昌治：考具―考えるための道具, 持っていますか？ 阪急コミュニケーションズ, 東京, p239, 2003.
87) 井川原弘一：森林散策における案内人がもたらす効果に関する研究. ランドスケープ研究 **70**（5）：597-600, 2007.
88) 香川隆英：森林セラピーを活用した自然とのふれあい空間の計画. 環境情報科学 **35**（4）：8-13, 2007.
89) 奥 敬一, 香川隆英, 田中伸彦：魅力ある森林景観づくりガイド. 全国林業改良普及協会, 東京, p275,

2007.
90) Ando S：丹沢登山＆写真館［http://www.ne.jp/asahi/ando/tanzawa/］．2010. 06. 10. 更新，2010. 7. 24. 参照．
91) 上田裕文，高山範理：森林浴イメージを構成する空間条件に関する研究．ランドスケープ研究（オンライン論文集）4：1-6, 2010.
92) 高山範理，藤澤 翠，荒牧まりさ，他：GTAを応用した快適な森林浴の環境整備に供する環境イメージの構造化．ランドスケープ研究 74（5）：613-618, 2011.

あとがき

　森林浴はどのようなタイプの人に最も効果的なのでしょうか？
　本書はそんな素朴な問いかけから、スタートした研究成果をとりまとめたものです。

　著者らは、ここ数年、夏になると日本各地の森林に調査・実験に出向く生活を行っています。調査現場では、数日間かけて、被験者を使った実験を行うのですが、実験後に被験者になった学生らに尋ねると、「とても良かった」「リラックスできた」と回答する学生がいる一方で、「森をひとりで歩くのが怖かった」「退屈だった」と回答する者も少なくないのです。最初にそれを聞いたときには、驚くとともに、"あぁ、やっぱりそうか"と心の片隅で思ったことを良く覚えています。

　本書の中でもご紹介したように、森林浴に関する学術的な研究は、ここ数年の間に急速に広まり、その結果、多くの科学的なエビデンスが得られています。"そもそも論"としていえば、森林浴に医学・生理学的、および心理学的なストレス低減効果があることについては、関係者の不断の努力によって、ほぼ明らかにされたといっても良いのかも知れません。
　一方、このような"そもそも論"に類する研究では、全被験者の平均値を比較データとして扱うのが一般的です。すなわち、各被験者の個人差を極力排除して、理想的かつ最大公約数的な仮想の被験者（標準人間）を想定して、環境との関係について調べるという方法論を採用するのです。

　この方法論は、人間と環境の原理―基本的な関係を探求するのには、とても合理的なアプローチではありますが、その一方で、個人差のようなエントロピー的な事象を扱うことを苦手とします。そのような理由から、これまでに森林浴が一体どのような人たちに対して、より効果的なのかという問いに答えられる知見はほとんどなく、研究者の誰もが明快に答えられない状態が続いています。

　ただ、少し考えてみれば自明なことですが、マラソンが好きな人がいる一方で、著者のように、ただ走るという行為が苦役そのものでしかない人もいる訳で、個々人が有する諸特性（個人特性）の影響は無視できるはずがありません。そういったことからも、森林浴の実験を行う中で、個々人が有している様々な特性が、森林浴の効果に差異を与えているのではないかというリサーチ・クエスチョンが生じるのは、ある意味で自然なことだったのかもしれません。前述の森林浴に否定的だった学生のコメントは、そんなリサーチ・クエスチョンを仮説レベルまで高めてみようと動機付かせるのに充分な刺激となりました。

　本書は、著者が人間総合科学大学の博士課程在学中に行った研究成果を、図書用に2部構成に改め、大幅に加筆・修正に手を入れたものになります。
　第Ⅰ部では、教科書的に森林浴および関連する最新の研究について紹介する目的から、森林

浴が求められる社会的な理由（第1章）や、これまでに行われた関連する研究の成果（第2章）、および著者らが実際に行った、森林浴の心理的実験の成果（第3・4章）について紹介しています。

第Ⅱ部では、本書の中核をなす題材として、森林浴がもたらす心理的ストレス低減効果の個人差に座視し、まず、森林浴は、どのような個人特性を有した人々に、より効果的なのか―そうでないのかを整理（第1・2章）した上で、キーワードとして神経症傾向を取り上げ、健常者の神経症傾向の度合いと森林浴の効果についての具体的な検討（第3章）を行います。また、さらに、神経症傾向の高い人たちに、どのような環境整備またはプログラムを提供していくのが、より効果を高める上で有効なのかについての提案（第4章）を行います。

森林浴についてあまり良く知らない読者の方は第Ⅰ部から、ある程度ご存知の方は第Ⅱ部から読まれると、より理解が進むものと思います。

最後になりますが、遅筆にも関わらず、辛抱強く原稿の完成を待ってくださった編集担当の林峰子氏、編者の香川隆英先生、本書の監修者であり、人間総合科学大学大学院在学中に指導教員であった心療内科医・人間総合科学大学名誉教授の筒井末春先生に心より感謝申し上げます。また、数々の調査地を共に歴訪した（独）森林総合研究所のスタッフおよび千葉大学の宮崎良文先生および李宙営先生、本書を執筆するにあたって、常に叱咤激励してくれた妻のまりさに、この場を借りて感謝したいと思います。

本書が出版されたのち、すぐに、森の生命が躍動する盛夏を迎えます。森が最も輝く季節のひとつです。本書が森林浴への関心の有無に関わらず皆様の眼にふれ、少しでも、近年の様々な出来事に傷ついた私たち日本人の心身の健康の回復に貢献できるよう、森林セラピー基地やセラピーロードの整備に活用されるとともに、我々の生活を陰日なたで担保してくれている国内の森林の適正な管理に貢献することを願ってやみません。

2012年4月15日
高山　範理

あとがき

　森林浴はどのようなタイプの人に最も効果的なのでしょうか？
　本書はそんな素朴な問いかけから、スタートした研究成果をとりまとめたものです。

　著者らは、ここ数年、夏になると日本各地の森林に調査・実験に出向く生活を行っています。調査現場では、数日間かけて、被験者を使った実験を行うのですが、実験後に被験者になった学生らに尋ねると、「とても良かった」「リラックスできた」と回答する学生がいる一方で、「森をひとりで歩くのが怖かった」「退屈だった」と回答する者も少なくないのです。最初にそれを聞いたときには、驚くとともに、"あぁ、やっぱりそうか"と心の片隅で思ったことを良く覚えています。

　本書の中でもご紹介したように、森林浴に関する学術的な研究は、ここ数年の間に急速に広まり、その結果、多くの科学的なエビデンスが得られています。"そもそも論"としていえば、森林浴に医学・生理学的、および心理学的なストレス低減効果があることについては、関係者の不断の努力によって、ほぼ明らかにされたといっても良いのかも知れません。
　一方、このような"そもそも論"に類する研究では、全被験者の平均値を比較データとして扱うのが一般的です。すなわち、各被験者の個人差を極力排除して、理想的かつ最大公約数的な仮想の被験者（標準人間）を想定して、環境との関係について調べるという方法論を採用するのです。

　この方法論は、人間と環境の原理－基本的な関係を探求するのには、とても合理的なアプローチではありますが、その一方で、個人差のようなエントロピー的な事象を扱うことを苦手とします。そのような理由から、これまでに森林浴が一体どのような人たちに対して、より効果的なのかという問いに答えられる知見はほとんどなく、研究者の誰もが明快に答えられない状態が続いています。
　ただ、少し考えてみれば自明なことですが、マラソンが好きな人がいる一方で、著者のように、ただ走るという行為が苦役そのものでしかない人もいる訳で、個々人が有する諸特性（個人特性）の影響は無視できるはずがありません。そういったことからも、森林浴の実験を行う中で、個々人が有している様々な特性が、森林浴の効果に差異を与えているのではないかというリサーチ・クエスチョンが生じるのは、ある意味で自然なことだったのかもしれません。前述の森林浴に否定的だった学生のコメントは、そんなリサーチ・クエスチョンを仮説レベルまで高めてみようと動機付かせるのに充分な刺激となりました。

　本書は、著者が人間総合科学大学の博士課程在学中に行った研究成果を、図書用に2部構成に改め、大幅に加筆・修正に手を入れたものになります。
　第Ⅰ部では、教科書的に森林浴および関連する最新の研究について紹介する目的から、森林

浴が求められる社会的な理由（第1章）や、これまでに行われた関連する研究の成果（第2章）、および著者らが実際に行った、森林浴の心理的実験の成果（第3・4章）について紹介しています。

第Ⅱ部では、本書の中核をなす題材として、森林浴がもたらす心理的ストレス低減効果の個人差に座視し、まず、森林浴は、どのような個人特性を有した人々に、より効果的なのか—そうでないのかを整理（第1・2章）した上で、キーワードとして神経症傾向を取り上げ、健常者の神経症傾向の度合いと森林浴の効果についての具体的な検討（第3章）を行います。また、さらに、神経症傾向の高い人たちに、どのような環境整備またはプログラムを提供していくのが、より効果を高める上で有効なのかについての提案（第4章）を行います。

森林浴についてあまり良く知らない読者の方は第Ⅰ部から、ある程度ご存知の方は第Ⅱ部から読まれると、より理解が進むものと思います。

最後になりますが、遅筆にも関わらず、辛抱強く原稿の完成を待ってくださった編集担当の林峰子氏、編者の香川隆英先生、本書の監修者であり、人間総合科学大学大学院在学中に指導教員であった心療内科医・人間総合科学大学名誉教授の筒井末春先生に心より感謝申し上げます。また、数々の調査地を共に歴訪した（独）森林総合研究所のスタッフおよび千葉大学の宮崎良文先生および李宙営先生、本書を執筆するにあたって、常に叱咤激励してくれた妻のまりさに、この場を借りて感謝したいと思います。

本書が出版されたのち、すぐに、森の生命が躍動する盛夏を迎えます。森が最も輝く季節のひとつです。本書が森林浴への関心の有無に関わらず皆様の眼にふれ、少しでも、近年の様々な出来事に傷ついた私たち日本人の心身の健康の回復に貢献できるよう、森林セラピー基地やセラピーロードの整備に活用されるとともに、我々の生活を陰日なたで担保してくれている国内の森林の適正な管理に貢献することを願ってやみません。

2012年4月15日
高山　範理

索　引

数字

6W1H　74

A

明るさ　80
アクティヴィティ　73, 75, 76, 87
アミラーゼ測定　88
アロマ　76
アロマテラピー　3
四阿　82, 86

B

ビジターセンター　57, 79, 87
文化機能　10
物質生産機能　10
物的環境　44
物理環境要因　32, 40

C

コンパニオンアニマル　75, 81
コラボレーション　76
クラフト　74
Cannon & Bard 説　23

D

唾液中コルチゾール　19
伝統文化　14
土壌保全機能　10
土砂災害防止機能　10

E

演繹的アプローチ　3

F

フィトンチッド　79
副交感神経活動　20
不定愁訴　3

G

ガイド　75, 80, 81, 87, 88
ガイドツアー　74
外向性　29, 50, 57, 58, 62
芸術鑑賞　82
芸術祭　75

五感　2, 32, 56, 57, 60, 65, 67, 80, 86
グラニューライシン　20
グランザイム　20
グレア　33
GSES　30, 43, 51, 54, 59, 63, 64

H

変数選択法　44
ヘルスツーリズム　73, 76
疲労　61
補完・代替医療　17, 18, 63, 73
補完医療　18
保健休養機能　15, 54
保健・レクリエーション機能　10
歩行活動　37, 62, 72
標準人間　22, 42
標識　79
不安感　44
不安傾向　64
不安障害　63, 72, 75
輻射熱　33
複雑系　22
風景観賞　74

I

遺伝的特性　62
怒り一敵意　60, 61
意味微分法　21
印象評価　32, 33, 43, 65, 66, 67, 72
医療費支出　5
医療保険制度　4
医療リハビリテーション　3
意匠　72
一次予防　76
癒し目的　82
癒しの場　73
IUFRO　19

J

循環型　10
常緑広葉樹林　22
常緑針葉樹　80
常緑針葉樹林　22
状態―特性不安検査　21
重回帰分析　44, 55

K

開放性　29, 50, 57, 59
快適環境形成機能　10
感受性　85
活気　60, 61
看板　88
観光振興　8
環境無関心　30, 52, 60
環境療法　3
環境整備　86
環境整備方策　74, 79
環境設計　70, 73
環境体験　67
環境要因　86
感染症　4
過疎化　14
価値観・関心　28
カウンセラー　75, 86, 87, 88
カウンセリング　3
風通し　33, 84
経済的評価　15
健康格差　18
血圧　20
気分プロフィールテスト　21
気分障害　63
帰納的アプローチ　3
緊張―不安　60, 61
木陰　74
国民医療費　4
木漏れ日　79
木漏れ日体験　76
混合診療　4
混乱　61
行動の積極性　30, 51, 59
交感神経系活動　20
高齢化　5, 10, 13, 14
高齢化社会　5
高齢者医療　4
高齢者関係給付費　5
交流人口　16
個人差　42, 54
個人特性　22, 42, 43, 54, 62, 88
クナイプ療法　15
空気負イオン　33

巨樹　76
居住地のみどりの量　49, 56
強迫性障害　63
嗅覚　44

L
レンズモデル　42

M
マイナスイオン　33
免疫グロブリン　20
メンタルヘルスケア　76
身近な森林　86
味覚　44
見通し　80
水辺　79, 82
木材自給率　10
森づくり体験　74
森のヨガ　75
脈拍　20

N
ネガティブな印象　37, 40
ネイチャーゲーム　74
人間中心主義性　30, 51
二次予防　76
農業　6
能力の社会的位置づけ　30, 51
農産物　14
尿中アドレナリン　20
Neo-FFI　29, 49, 54, 57, 63, 64, 88
NEO-FFI　43
NK細胞活性　20

O
音圧　33
温熱環境　33
オンサイト　24, 61
大うつ病　63

P
パーフォリン　20
パーソナリティ　43
ピクトグラム　79, 80, 82
ポジティブな印象　33, 40
プロフィール　55
プロフィールアンケート　28, 43, 48, 54
プログラム　70, 72, 73, 74, 75, 79, 82, 84, 86, 87
POMS　21, 25, 26, 37, 55, 59, 60, 61, 64, 88

Q
QOL　5, 63

R
落葉広葉樹　79
落葉広葉樹林　22
レクリエーション　3, 19
リフレッシュ　3, 39, 40, 76
林業　10, 13
林相　22, 24, 79, 84
臨床心理士　86
リラックス　3, 39, 40, 56, 60, 73, 76, 82
リラクゼーション　76
緑地環境　18
流水　76

S
作業療法　3
サイン　79, 80, 82
山村振興法　13
生物多様性保全機能　10
性格特性　28, 59, 63
生活習慣　4
生活習慣病　17
生理的効果　20
精神疾患　63
生態系　10, 18
生態系中心主義性　30, 51
誠実性　29, 50, 59
セラピーステーション　87
資源の循環利用林　15
視覚　44
下草　80
神経症傾向　29, 49, 57, 58, 62, 63, 64, 65, 70, 71, 72, 74, 75, 76, 79, 80, 82, 84, 85, 87, 88
振興山村　13
心拍変動性　20
身体的リラックス効果　20
森林学　24, 32
森林保養地　73
森林環境　32, 73
森林面積　9
森林に関する知識　86

森林に対する興味　48, 55, 57
森林レクリエーション　15
森林・林業基本計画　15
森林率　16
森林療法　2
森林生態系　2
森林セラピー基地　20, 73, 86
森林セラピー　2
森林セラピスト　75, 86
森林植生　82
森林と人との共生林　15
森林との関わりの履歴　42
森林調査地　24
森林浴　2, 19, 42, 73, 80, 88
森林浴実験　24, 32
心理的効果　19, 21, 22, 42, 57, 58, 60, 87
心疾患　75
心身健康科学　23
心身相関　23
身体的効果　19, 87
失敗に対する不安　30, 51, 64
疾病者　3
湿度　33
自然にふれた機会　48, 49, 55, 56
自然療法　3
双極性障害　63
騒音感　33
相対照度　32
ストレッチ　76
水土保全林　15
水源涵養機能　10
スローライフ　14
ステップワイズ法　44, 55
ストレス　17, 20, 59, 61, 63, 70, 71, 75, 76
ストレス低減効果　2, 21, 24, 32, 37, 38, 39, 40, 42, 55, 60, 61, 63, 65, 66, 72, 73, 74, 79, 81, 82, 86, 88
社会保障給付費　5
社交不安障害　63
処方　73
触覚　44
食文化　14
少子高齢化　7
主観的印象　44
SD法　21, 25, 26, 64
STAI　21

T

体験プログラム　42
多面的機能　10, 14, 82
立木密度　82
低密度　80
転地効果　22
地域づくり　8
地域活性化　6
地域経済の活性化　16
地球環境保全　10
特用林産物　14
聴覚　44
調和性　29, 50, 57, 59

TBS-test　30, 43, 51, 54, 59
T得点　37

U

運動効果　59, 74
運動目的　82

W

ウォーキング　75, 82
若返り　13
ウッドチップ　79, 84

Y

予防医学　3, 63
ヨガ　76
余暇活動　15
抑うつ―落込み　60, 61

Z

座観　75
座観活動　37, 62, 72
全般的不安障害　63
絶対照度　32
自己効力感　28, 30, 63
造園学　24

著者略歴

高山範理（たかやまのりまさ）

1972年生まれ
所属：独立行政法人 森林総合研究所（2002年4月～）
職位：主任研究員
2000年3月：東京大学大学院農学生命科学研究科修士課程修了
2002年3月：東京大学大学院農学生命科学研究科博士課程退学（就職のため）
2011年3月：人間総合科学大学大学院人間総合科学研究科博士課程修了

博士（農学）：東京大学 2007
博士（心身健康科学）：人間総合科学大学 2011

著書：棚田の自然景観と文化景観（共著）、森林大百科事典（共著）、魅力ある森林景観づくりガイド（共著）森林景観計画ガイドブック（共著）、森林医学Ⅱ（共著）など
受賞歴：日本造園学会研究奨励賞（2005）、環境情報科学センター学術論文奨励賞（2009）など

編集協力者略歴

香川隆英（かがわたかひで）

1956年生まれ、1980年3月：京都大学農学部修了後、農林水産省入省
所属：独立行政法人 森林総合研究所（1988年4月～）
職位：環境計画研究室長（2003年4月～）；農学博士
専門：森林セラピー、フォレストスケープ・プランニング（森林景観計画）など

諸活動：INFOM（国際森林医学会）理事、NPO法人森林セラピーソサエティ理事、日本衛生学会・森林医学研究会世話人など

著書：森林セラピー（共著）、森林医学（共著）、環境保全と農林業（共著）、フォレストスケープ（共著）、など多数

© 2012　　　　　　　　　　　　　　　　第1版発行　2012年7月20日

エビデンスからみた
森林浴のストレス低減効果と今後の展開
―心身健康科学の視点から―

（定価はカバーに表示してあります）

検印省略

著　者　　高　山　範　理
発行者　　林　　　峰　子
発行所　　株式会社 新興医学出版社
〒113-0033　東京都文京区本郷6丁目26番8号
電話 03（3816）2853　　FAX 03（3816）2895

印刷 株式会社 藤美社　　ISBN978-4-88002-736-4　　郵便振替 00120-8-191625

・本書の複製権・上映権・譲渡権・公衆送信権（送信可能化権を含む）は株式会社新興医学出版社が保有します。
・本書を無断で複製する行為、（コピー、スキャン、デジタルデータ化など）は、著作権法上での限られた例外（「私的使用のための複製」など）を除き禁じられています。研究活動、診療を含み業務上使用する目的で上記の行為を行うことは大学、病院、企業などにおける内部的な利用であっても、私的使用には該当せず、違法です。また、私的使用のためであっても、代行業者等の第三者に依頼して上記の行為を行うことは違法となります。
・JCOPY 〈（社）出版者著作権管理機構 委託出版物〉
本書の無断複写は著作権法上での例外を除き禁じられています。複写される場合は、そのつど事前に（社）出版者著作権管理機構（電話 03-3513-6969、FAX 03-3513-6979、e-mail：info@jcopy.or.jp）の許諾を得てください。